췌장암 완치의 길로 가는 희망의 안내서

조기 발견, 전문가 집단의 첨단 다학제 치료

췌장암 완치의 길로 가는 희망의 안내서

조기 발견, 전문가 집단의 첨단 다학제 치료

2025년 11월 20일 초판 1쇄

지은이 박정엽, 윤자경, 이나래, 이상헌, 이익재, 이충근, 이희승, 임가람, 정문재, 정용은, 조인영, 최서희, 최혜진, 홍승수, 황상현, 황호경

펴낸곳 연세대학교 출판문화원

주소 서울특별시 서대문구 연세로 50
등록 1955년 10월 13일(제9-60호)
전화 02) 2123-3378~82
팩스 02) 2123-8673
전자우편 ysup@yonsei.ac.kr
홈페이지 http://press.yonsei.ac.kr

기획 황세희
편집 구상나무
북디자인 이순민
삽화 jebi. J, 하람

ISBN 978-89-6850-921-6(04510)
978-89-6850-761-8(세트)

값 17,000원

연세암병원
YONSEI CANCER CENTER

✚ 연세암병원기획총서 09

조기 발견, 전문가 집단의 첨단 다학제 치료

췌장암 완치의 길로 가는 희망의 안내서

박정엽 | 윤자경 | 이나래 | 이상헌
이익재 | 이충근 | 이희승 | 임가람
정문재 | 정용은 | 조인영 | 최서희
최혜진 | 홍승수 | 황상현 | 황호경

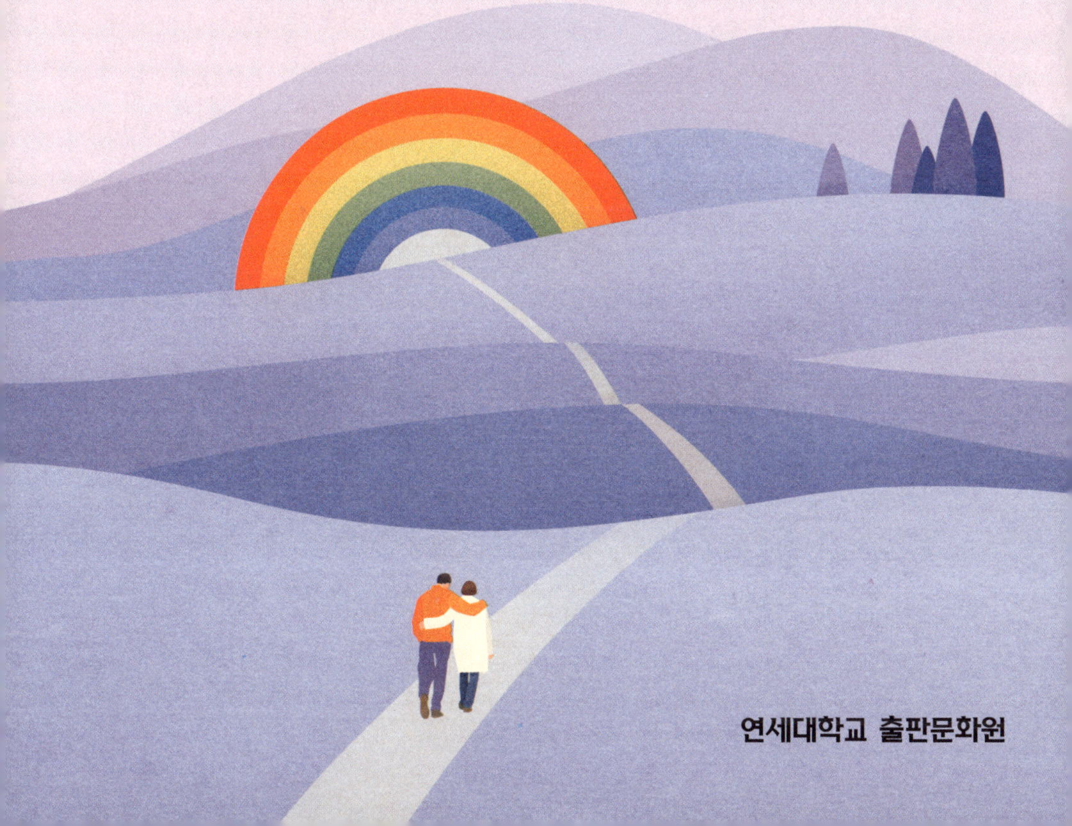

연세대학교 출판문화원

서문

첨단 암 치료의 역사와 전통을 이어받아 췌장암 환자 한 사람, 한 사람에게 최선의 맞춤 치료를 제공하겠습니다

연세암병원이 2025년 '세계 췌장암의 날'을 맞아 췌장암 완치의 길로 갈 수 있는 희망의 안내서를 출간했습니다.

세계 췌장암의 날은 매년 11월 셋째 주 목요일입니다. 난치성 암으로 알려진 췌장암에 대한 전 세계인의 인식을 높이기 위해 세계췌장암연합(World Pancreatic Cancer Coalition, WPCC)이 기념일로 정했습니다. 이날 세계 각지에서 초기 증상이 없는 췌장암을 조기 진단하고 환자에게 양질의 치료를 제공하기 위한 캠페인이 열립니다.

췌장암 환자와 가족이 현실에서 마주하는 상황은 녹록지 않습니다. 2022년 기준 국내 새로 발생한 암 24만 7,952건 중 췌장암은 9,780건(3.5%)으로 발생률 8위이지만, 사망률은 4위입니다. 그만큼 치료가 어려운 난치성 암이라는 의미입니다. 진단받은 환자나 보호자는 두려움을 느끼게 됩니다.

췌장암이 난치성 암으로 불리는 가장 큰 이유는 환자가 병원을 찾아 암 진단을 받을 무렵에는 이미 암이 상당히 진행된 경우가 많기 때문입니다. 췌장의 위치가 위 뒤쪽에 있다 보니 건강검진 때 시행하는 복부 초음파 검사로 발견하기가 쉽지 않고, 혈액 검사나 내시경 검사로도 진단하기 어렵습니다.

또한 췌장은 하루에 1~2리터의 소화액을 분비하지만 80%가 손상될 때까지 환자가 별다른 불편한 증상을 못 느낄 정도로 묵묵히 제 기능을 합니다. 이는 암 발병 초기에 증상을 통해 진단을 내리기도 힘든 이유인데, 환자가 불편한 증상 때문에 병원을 찾았을 무렵에는 이미 암이 상당히 진행된 상태인 경우가 많습니다.

이렇듯 조기 발견이 힘든 데다 환자 연령 분포가 70대 30.4%, 60대 27.4%, 80대 이상 22.2%라는 수치에서 보듯 고령 환자가 많습니다. 이미 초고령화 사회로 진입한 한국에서는 환자 수가 빠르게 증가할 것이 예상됩니다. 실제 국립암센터는 2022년 대한의학회지를 통해 국내 췌장암 발생자 수가 2017년 7,032명에서 2040년이 되면 1만 6,170명으로 2.3배 증가할 것으로 추정한 바 있습니다.

이런 여러 가지 상황이 합쳐져 췌장암의 5년 상대생존율은 16%로 국내에서 빈발하는 10대 암 중에서 가장 낮습니다. 고형암 완치를 위한 가장 확실한 치료법인 수술이 가능한 경우도 전체 췌장암 환자의 20% 선입니다.

다행인 점은 한국의 의료 수준이 높고 해마다 발전된 치료법이 도입되면서 결과는 날로 좋아지고 있다는 사실입니다. 또 소리 없이 진행하는 침묵의 암이지만 특별한 관심을 기울이면 조기에 발견할 가능성도 높아지고 있습니다.

연세암병원 췌장담도암센터는 조기에 췌장암 진단을 받은 환자는 물론 상당히 진행된 상태에서 병원을 찾은 환자에게도 다양한 첨단 치료로 양질의 해결책을 제공하고 있습니다. 내시경 진단과 치료, 복강경과 로봇을 이용한 수술, 항암 치료, 방사선 치료 등 각 분야 최고 전문가들이 췌장암으로 진단된 한 분 한 분을 위해 신속하게 회의를 소집해 환자의 전신 상태, 진행 정도, 정밀 검사 결과 등을 모두 고려한 맞춤형 최첨단 치료를 제공합니다.

특히 연세암병원은 2023년부터 국내 최초로 도입된 꿈의 암 치료법인 중입자 치료를 시행해 치료가 불가능한 환자를 치료하기도 하고, 암 치료 과정에서 발생할 수 있는 고통을 최소화시키는 노력을 기울이고 있습니다.

운이 좋은 환자는 중입자 치료만으로 췌장암을 완치하기도 하지만, 크기가 커서 수술 자체가 환자에게 부담이 될 때 중입자 치료를 먼저 해서 암 덩어리를 줄인 뒤 수술을 시도하기도 합니다. 또 전신 상태가 나빠 큰 수술 자체가 어려운 고령 환자도 중입자 치료로 삶의 질을 크게 높이고 있습니다.

연세암병원은 1885년 미국 북장로회 선교 의사 알렌이 국내 최초로 세운 서양식 의료기관인 제중원의 역사와 전통과 정신을 이어받은 의료기관답게, 의료진이 절망스러워하는 환자들에게 최상의 진료뿐 아니라 하나님의 은총과 사랑을 청하면서 최선의 노력을 기울이고 있습니다.

췌장암 진단을 받은 환자와 보호자분들도 치료 여정에서 연세암병원 의료진을 동반자 삼아 힘든 순간마다 하나님의 사랑을 느끼고 희망의 끈을 놓지 않으시길 기도드리며 로마서 말씀을 남깁니다.

우리가 환난 중에도 즐거워하나니
이는 환난은 인내를, 인내는 연단을,
연단은 소망을 이루는 줄 앎이로다(『로마서』 5장 3~4절).

끝으로 이 책을 집필하느라 수고하신 모든 집필진, 출간을 위해 애써 주신 관계자분들께도 하나님의 축복이 함께하시기를 기도합니다.

2025년 11월
연세암병원장
최진섭

차 례

01

췌장암 바로 알기

정문재 연세암병원 췌장담도암센터 교수(소화기내과)

췌장암, 침묵 속에 자라는 암

췌장은 위의 뒤쪽 깊숙한 곳에 자리해 외부에서 직접 관찰하기 어려운 장기이다. 음식 소화를 돕는 효소와 혈당을 조절하는 인슐린을 분비하는 등 중요한 역할을 담당하고 있으며, 복부 깊숙이 위치해 종양이 발생하더라도 초기에는 특별한 증상이 거의 없다. 이 때문에 췌장암은 흔히 '침묵의 암'이라 불리며, 발견될 때는 이미 주변 혈관이나 장기를 침범한 상태로 진행된 경우가 많다.

하지만 최근 들어 고해상도 영상 기술과 내시경 초음파(Endoscopic Ultrasound, EUS), 세침흡인검사(Fine Needle Aspiration, FNA) 등의 발전으로 조기 발견의 가능성이 커지고 있다. 연세암병원 췌장담도암센터는 이러한 최첨단 기술을 바탕으로 조기 진단과 정밀 치료를 동시에 실현

하는 통합 시스템을 구축하여 환자들에게 새로운 희망의 길을 제시하고 있다.

췌장암 예방과 조기 진단
: 전암병변의 관리

췌장암은 조용히 진행되지만, 그 시작을 알리는 미묘한 신호들이 있다. 대표적인 예가 50세 이후 새로 생긴 당뇨(New-onset Diabetes)이다. 췌장암 환자의 약 절반은 진단 2~3년 전부터 혈당 이상이 나타나며, 급격한 체중 감소나 피로감을 동반하기도 한다.

따라서 중장년층에서 갑자기 당뇨가 생기거나 기존 당뇨가 급격히 악화되었다면, 단순한 대사질환이 아닌 췌장의 이상 신호일 수 있다. 또한 췌장 낭성 종양(IPMN, MCN 등)은 시간이 지나면서 암으로 발전할 수 있는 전암병변이다. 낭종의 크기, 내부 결절 유무, 주췌관 확장 등을 종합적으로 평가해 조기 치료 시기를 놓치지 않도록 관리하는 것이 중요하다.

이렇듯 사소한 변화에 주의를 기울이는 것이 췌장암 예방의 첫걸음이며, 췌장암 예방의 핵심은 이러한 위험 요인을 조기에 찾아내는 것이다. 만성 췌장염, 가족력, 당뇨, IPMN(Intraductal Papillary Mucinous Neoplasm, 췌관 내 유두상 점액종양) 등은 모두 췌장암 발생과 연관되는 위험한 신호로 알려져 있다.

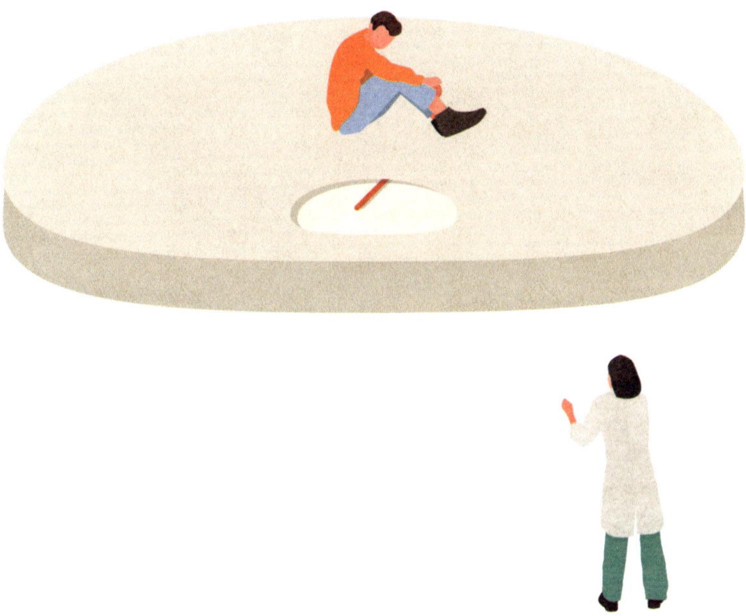

연세암병원은 췌장암 고위험군 추적 관리 프로그램을 운영하며, 정기적인 혈당 검사와 영상 검사를 통해 조기 발견율을 높이고 있다. 무엇보다도 작은 변화를 놓치지 않는 것이 췌장암을 이기는 가장 강력한 무기이다.

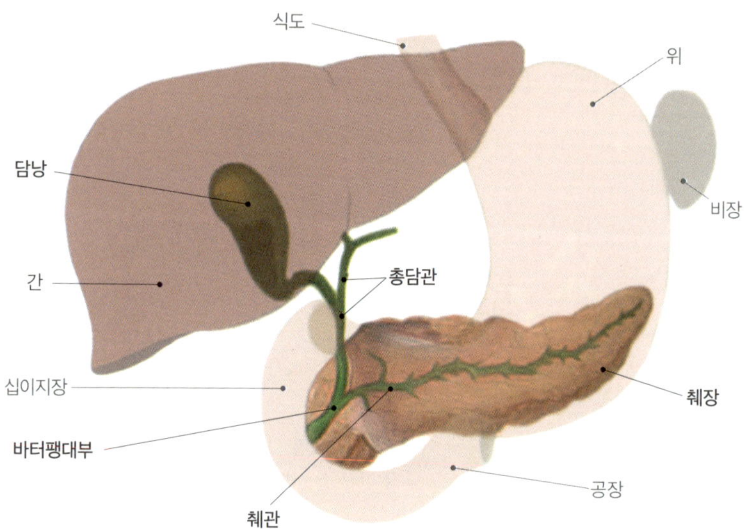

[그림 1-1] 췌장의 해부학적 구조

첨단 진단 기술
: 내시경과 영상의학의 융합

췌장암의 정확한 진단에는 다양한 전문 기술이 필요하다. 복부 CT와

MRI는 종양의 위치, 크기, 혈관 침범, 전이 여부를 세밀하게 평가할 수 있으며, PET-CT는 미세전이나 재발 감별에 유용하다.

하지만 영상 검사만으로는 판단이 어려운 경우가 있다. 이때 내시경 초음파(EUS)가 중요한 역할을 한다. 내시경 끝에 부착된 초음파 탐촉자가 위나 십이지장 안에서 췌장을 밀착 관찰하기 때문에, 1㎝ 이하의 작은 병변까지 탐지할 수 있다. 필요시 세침흡인검사(FNA)를 통해 초음파 유도하에 조직을 얻어 확진할 수 있으며, 이는 췌장암 진단을 위한 가장 안전하고 믿을 만한 검사로 알려져 있다. 또한 내시경 역행 췌담관 조영술(Endoscopic Retrograde Cholangiopancreatography, ERCP)을 통해 담관이 종양으로 막혔을 때 스텐트를 삽입해 담즙 배출을 도와 황달 등 증상을 완화시킬 수 있을 뿐만 아니라, 조직을 채취하여 진단과 치료를 동시에 시행할 수 있다.

연세암병원 췌장담도암센터는 이러한 EUS와 ERCP의 첨단 내시경 기술을 국내에서 가장 활발히 시행하는 기관으로, 환자에게 불필요한 고통 없이 정확한 진단과 치료를 제공하고 있다.

수술의 고통을 줄이는 최신 수술
: 복강경과 로봇 수술

췌장암의 완치를 기대할 수 있는 가장 근본적인 방법은 수술이다. 연세암병원 간담췌외과팀은 복강경 및 로봇 수술 시스템을 통해 절개 부위를 최소화하고, 출혈량과 통증을 줄이며, 회복을 빠르게 하는 최소 침습형 수술을 주도적으로 시행하고 있으며, 그 결과 여러 연구에서 안전성과 치료 성과 모두 우수함을 검증해 왔다.

특히 세브란스병원이 2005년 국내 최초로 수술용 로봇 장비(다빈치)를 도입한 이후로, 복강경·로봇 수술 관련 임상시험 및 다수의 최소 침습 외과 기술 개발에 적극 참여해 왔다. 최소침습 수술 후 환자의 체력 회복이 빠르고, 수술 후 항암 치료를 조기에 시작할 수 있어 전체 치료 효과를 향상시킬 수 있으리라 기대되고 있다. 또한 혈관을 침범한 진행성 암에서도 혈관 동반 절제 및 재건술을 시행해 수술 가능 범위를 넓히고 있다.

췌장암 치료의 새로운 빛
: 중입자 치료와 IRE

췌장암은 주변에 위, 십이지장, 간, 큰 혈관이 밀접해 있어 고선량의 방사선을 조사하기 어렵다. 이를 극복하기 위해 연세암병원은 국내 최초로 탄소이온 중입자 치료(Carbon Ion Radiotherapy)를 도입했다. 이 치료는 방사선이 종양 부위에만 집중되는 '브래그 피크(Bragg Peak)' 원리를 이용해 암세포만 정밀하게 파괴하면서도, 주변 정상 조직 손상을 최소화할 수 있는 장점이 있다.

또한 연세암병원 췌장담도암센터는 비열적 전기천공술(Irreversible

Electroporation, IRE)과 광역학 치료(Photodynamic Therapy, PDT)와 같은 새로운 의료 기술을 적극 도입해, 수술이 어렵거나 기존 방사선 치료를 적용하기에 한계가 있던 환자에게 새로운 치료 기회를 제공하고 있다. 이러한 새로운 의료 기술을 통해 췌장암 환자 중 50% 정도를 차지하는 국소 진행성 췌장암 환자를 대상으로 미래의 치료 방법을 한발 앞서 제공하려는 시도를 끊임없이 하고 있다.

개인 맞춤형 약물 치료
: 표적치료제와 면역항암제의 조화

췌장암은 환자마다 유전자적 특징이 다르기 때문에, 치료 반응에도 차이가 있다. 연세암병원 췌장담도암센터는 BRCA1/2, KRAS, HER2, MSI-H 등 분자 표적 변이를 기반으로 환자 맞춤형 항암 치료를 시행하고 있다.

표적치료제와 면역항암제의 병용 전략, 그리고 새로운 세포치료제의 임상시험이 활발히 진행 중이며, 다수의 국제 공동 연구를 통해 최신 치료법을 국내 환자에게 가장 빠르게 제공하고 있다.

췌장암 환자의 합병증 치료를 위한 첨단 내시경 치료
: 삶의 질 회복의 열쇠

연세암병원 소화기내과 치료 내시경팀은 췌장암 환자에게 발생할 수 있는 황달, 담관염, 췌장염, 장폐색 등 합병증 치료를 위한 첨단 내시경 치료 시술을 제공한다. 황달로 인한 간 수치 상승, 소화불량, 가려움증은 ERCP 스텐트 시술로 빠르게 개선할 수 있으며, 내시경 초음파를 통해 통증 완화를 위한 신경 차단술이나 농양 배액술 등 과거에는 수술로만 가능했던 시술을 안전하게 시행할 수 있다.

췌장암 환자의 치료 목표로서 환자의 생명을 연장하는 것뿐만 아니라 환자가 치료 과정에서 합병증으로 고통받지 않도록 함으로써 삶의 질을 유지하는 것 또한 매우 중요하다 할 것이다.

환자를 위한 식생활 가이드
: 치료의 힘을 키우는 영양 관리

췌장암 환자는 수술, 항암, 방사선, 내시경 시술 등 여러 치료 과정을 거치게 되는데, 이 과정에서 체중 감소나 근육 손실이 쉽게 발생할 수 있다. 이러한 영양 불균형은 치료에 대한 내성 증가나 치료 후 회복 지연을 초래할 수 있으므로, '식사'는 치료를 돕는 보조가 아니라 치료의 일부로 보아야 한다. 환자를 위한 영양 관리는 단순히 체중 유지를 넘

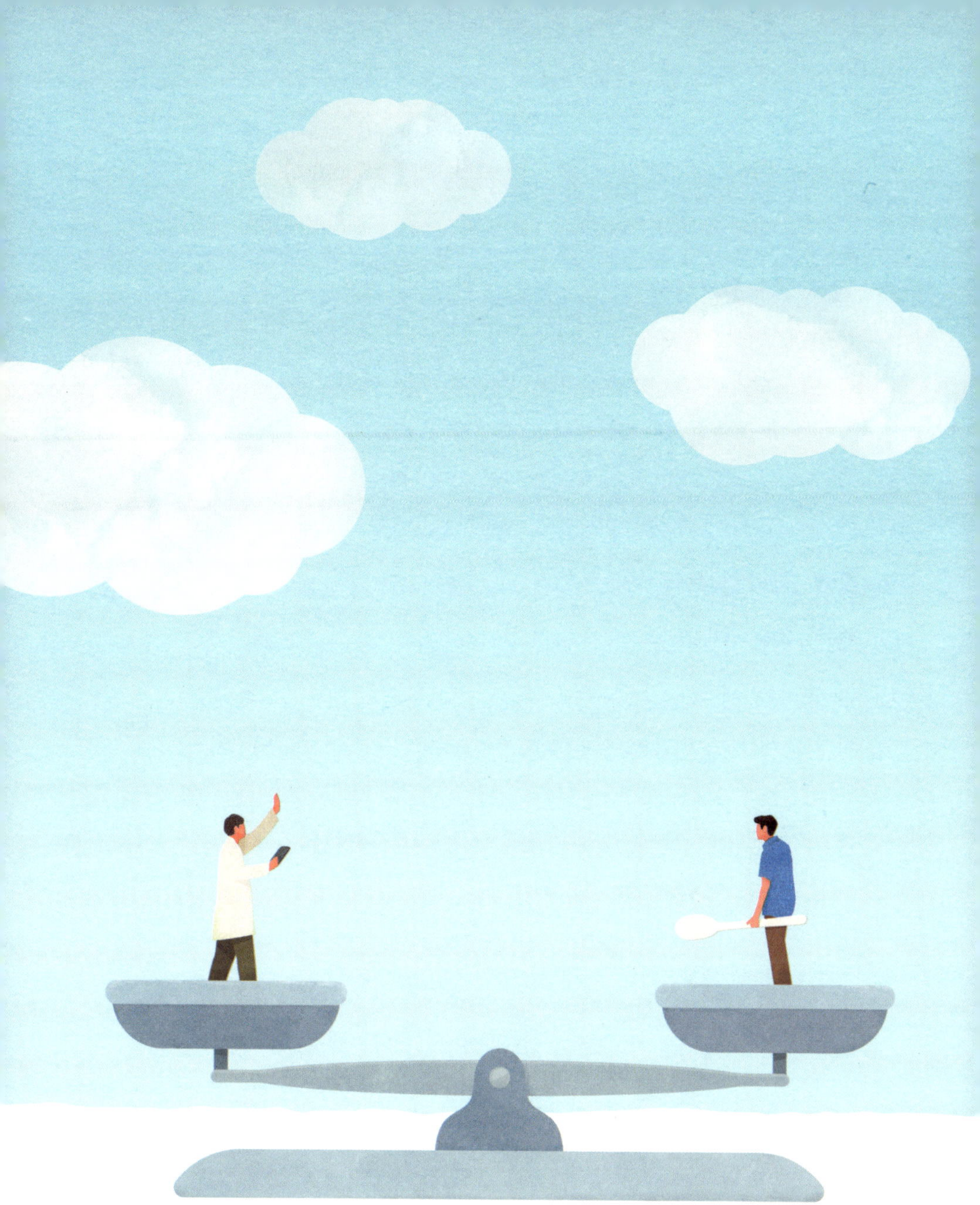

어서 면역력과 체력 회복을 돕는 또 하나의 중요한 치료이다.

연세암병원 췌장담도암센터는 진단 초기부터 전문 영양팀이 체중, 근육량, 섭취량을 주기적으로 평가하고, 각 환자의 상태에 맞춘 식단을 제시하고자 노력하고 있다. 특히 영양치료팀이 환자의 치료 단계(수술 전후, 항암 치료 중, 회복기)에 따라 맞춤형 영양 관리 프로그램을 제공하고 있다.

집단지성의 결정체
: 다학제 치료의 힘

췌장암 치료는 어느 한 전문과의 힘만으로는 이루어질 수 없다. 연세암병원 췌장담도암센터는 소화기내과, 외과, 종양내과, 방사선종양학과, 영상의학과, 병리과, 완화의료팀, 영양팀 등 다양한 분야의 전문가가 참여하는 다학제 진료 시스템을 운영하고 있다.

실제로 다학제 진료 세션을 마련하여 환자가 한 공간에서 여러 전문의로부터 통합 진료를 받으며, 각자의 상황에 맞는 치료 방안을 함께 논의하는 자리를 제공하고 있다. 이러한 다학제 진료는 치료의 정확도를 높이고, 불필요한 검사를 줄이며, 환자와 가족의 심리적 부담을 줄이는 데 큰 도움이 될 것으로 믿는다.

췌장암 완치의 길, 연세암병원 췌장담도암센터가 함께합니다

췌장암은 더 이상 난치의 병이 아닙니다. 조기 발견과 정확한 진단, 첨단 치료 기술, 그리고 경험 많은 전문가 집단의 협력을 통해 완치의 길을 열어 갈 수 있습니다. 연세암병원 췌장담도암센터는 대한민국 췌장암 치료의 역사를 만들어 온 전통과 경험 위에서, 끊임없는 연구와 새로운 시도를 통해 오늘도 환자 곁에서 희망의 길을 열고 있다고 자부합니다.

진단과 치료의 긴 여정에 나선 여러분께, 연세암병원 췌장담도암센터 의료진은 언제나 그 길을 함께 걷는 동반자로서 두려움을 희망으로 바꾸는 동행에 나서려 합니다.

이 책이 여러분에게 두려움을 넘어설 용기와, 끝까지 희망을 지켜 낼 힘이 되기를 바랍니다. 앞으로 이어질 장을 통해 췌장암의 예방, 진단, 그리고 치료의 모든 과정을 더욱더 알기 쉽게 설명하겠습니다.

02

췌장암 조기 진단을 위한 췌장 전암병변 관리법

임가람 연세암병원 췌장담도암센터 교수(소화기내과)

박정엽 연세암병원 췌장담도암센터 교수(소화기내과)

우리 몸에 발생하는 대부분의 암과 마찬가지로 췌장암은 초기에 증상이 별로 없다. 특히 췌장암은 정기 건강검진에서 우연히 발견되는 것도 드물 정도로 증상을 느끼기 어려우므로, 조기 진단을 위해서는 평소 자신의 몸 상태를 잘 관찰하는 것이 무엇보다 중요하다. 그중에서도 새로 당뇨 증상이 나타났다면 더욱 조심해야 한다.

새로 생긴 당뇨와 췌장암

왜 새로 생긴 당뇨가 중요한가?

50세 이후에 갑자기 당뇨가 생긴 경우(New-onset Diabetes Mellitus, NODM), 이것이 일부 환자에게는 췌장암의 초기 신호일 수 있다. 연구에 따르면, 췌장암 환자의 약 절반은 진단 전 2~3년 이내에 당뇨가 생긴다. 즉, '나이 들어 새로 생긴 당뇨'는 단순한 당뇨병이 아니라 췌장 건강에 이상이 있다는 경고등일 수 있다.

어떤 경우에 췌장암 검사가 필요한가?

새로 생긴 당뇨라도 모든 환자에게 다 검사가 필요한 것은 아니지만, 다음과 같은 경우라면 꼭 검사를 해 보아야 한다.

고위험군 진단 기준

- 50세 이후 새로 진단된 당뇨
- 설명되지 않는 체중 감소(3개월 내 5% 이상 체중 감소)
- 갑작스러운 혈당 악화(짧은 기간 내 HbA1c ≥ 8% 상승, 혹은 경구약으로 조절할 수 없어 인슐린이 필요)
- 가족력: 1촌 가족 중 췌장암 환자 존재
- 췌장 관련 기저질환: 만성 췌장염, 췌장 낭종, IPMN(췌관 내 유두상 점액종양) 등
- 유전적 위험 요인: BRCA1/2, PALB2, Lynch Syndrome, Peutz-Jeghers Syndrome 등

이 중 2개 이상이면 고위험군으로 분류되어 췌장 CT, MRI, 내시경 초음파 검사 등을 통해 췌장암 여부를 확인하는 것이 권고된다.

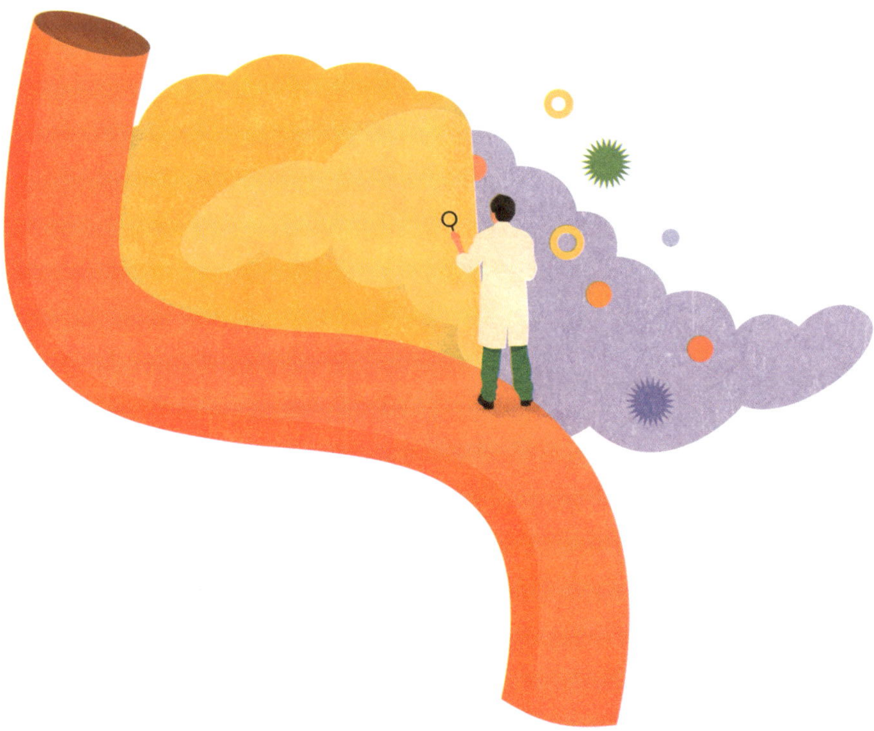

췌장암 위험을 의심해야 하는 새로 생긴 당뇨의 고위험 신호

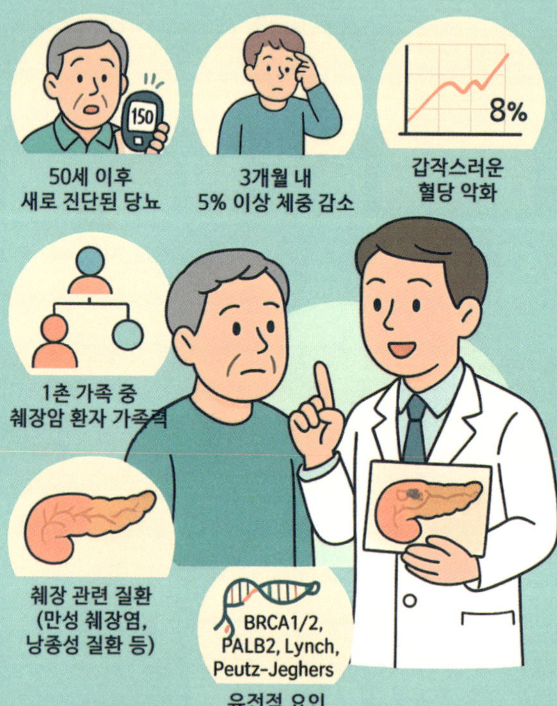

이런 경우, 반드시 췌장암 검사를 받으세요!

추적, 관리는 어떻게 하나?

<고위험 환자>

- 진단 시점에 영상 검사(CT/MRI/EUS) 권고
- 처음 1년: 6개월마다 영상 검사
- 이후 2년: 1년에 1번 추적 검사

<위험이 낮은 환자>

- 기본적인 당뇨 관리 + 필요시 혈액 검사 및 선택적 영상 검사

검사는 무조건 다 하는 것이 아니라, 위험도가 높은 환자에게 집중하는 것이 가장 효과적이다.

환자가 꼭 알아야 할 증상

새로 당뇨가 생기고, 다음 증상이 있으면 즉시 진료가 필요하다.

- 설명되지 않는 체중 감소
- 상복부나 등으로 퍼지는 통증
- 식욕 부진, 쉽게 피로해짐.
- 황달(눈·피부가 노래짐)

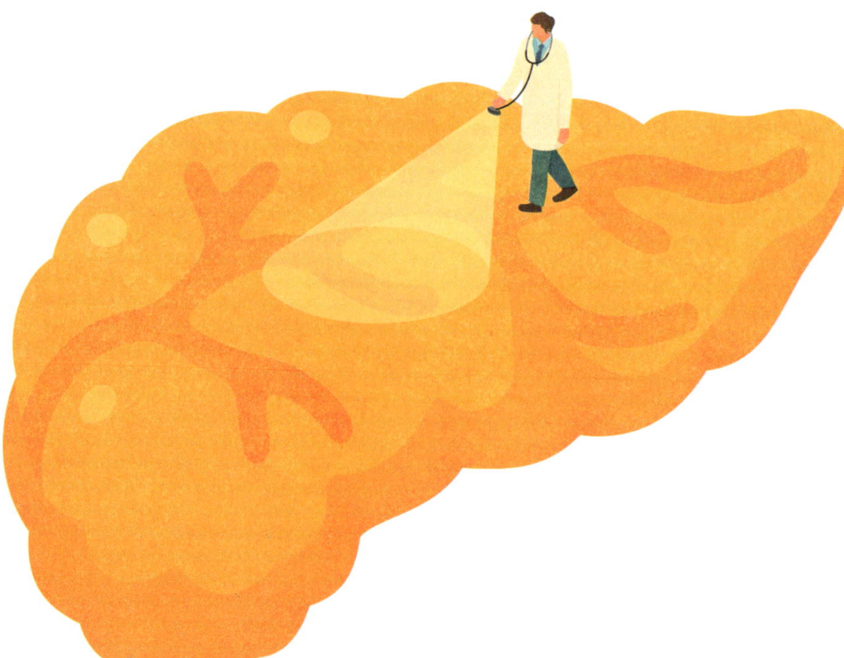

췌장암을 조기에 발견하기 위해서는 다음 내용을 꼭 기억해야 한다.

❶ 50세 이후 새로 생긴 당뇨 = 췌장암 조기 신호일 수 있다.

❷ 위험 인자가 있으면 반드시 영상 검사가 필요하다.

❸ 최소 3년간은 정기적인 추적관찰이 중요하다.

❹ 조기 발견이 생존율을 높이는 가장 중요한 열쇠이다.

췌장 낭성 종양: 꼭 알아야 할 관리 방법

췌장 낭성 종양이란?

췌장 낭성 종양(Pancreatic Cystic Neoplasm)은 췌장에 생기는 물주머니(낭종) 모양의 혹을 말한다. 대부분은 양성이지만, 일부는 시간이 지나면서 췌장암으로 발전할 수 있다. 따라서 발견되면 정기적인 검사와 추적관찰이 필요하다.

췌장 낭성 종양의 종류

종류	설명
가성 낭종(Pseudocyst)	췌장염 후 발생하며, 암과 무관하다.
장액성 낭선종(SCA)	대부분 양성이므로 치료가 불필요하다.
점액성 낭선종(MCN)	암으로 발전할 수도 있으므로 수술을 고려한다.
췌관 내 유두상 점액종양(IPMN)	일부는 췌장암으로 진행될 수 있으므로 주의 깊은 추적이 필요하다.

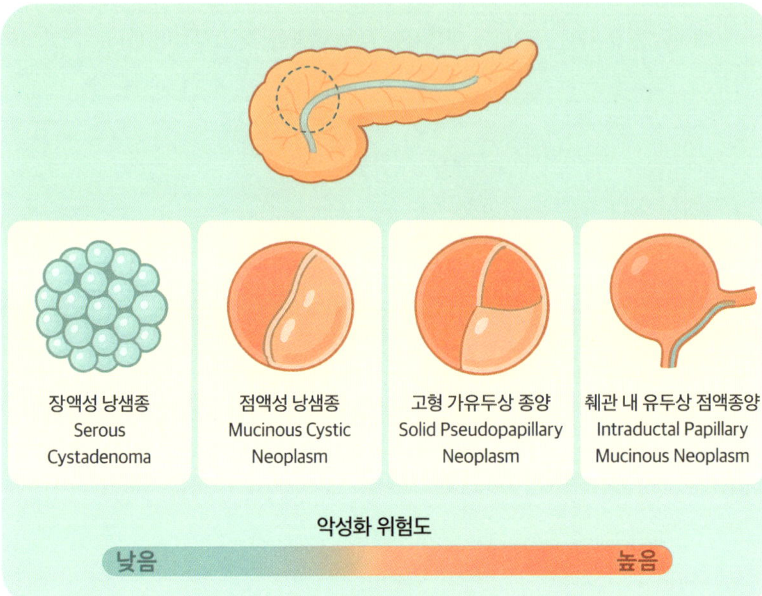

췌장 낭성 종양의 종류와 위험도

어떤 경우에 수술이 필요한가?

다음과 같은 고위험 징후가 있으면 수술을 고려해야 한다.

- 황달이 동반된 경우
- 낭종 내부에 결절(딱딱한 혹)이 보일 때
- 주췌관이 10㎜ 이상 확장된 경우
- 낭종 크기가 3~4㎝ 이상이거나, 1년에 ≥ 5㎜ 이상 급격히 증가할 때

- 세포 검사에서 암세포가 발견된 경우

추적관찰만 하는 경우는?

고위험 징후가 없을 때는 정기적인 영상 검사(MRI/CT/EUS)로 추적한다.

- 낭종 < 2㎝: 1~2년마다 MRI/CT
- 낭종 2~3㎝: 6~12개월마다 MRI/내시경 초음파(EUS)
- 낭종 > 3㎝(위험 소견 없음): 6개월마다 MRI/내시경 초음파(EUS)

추적 중 새로운 위험 소견이 발생했을 때는 수술을 고려한다.

환자가 꼭 기억해야 할 증상

- 황달(눈·피부가 노래짐)
- 체중 감소, 상복부 통증, 구토
- 혈당이 갑자기 악화되거나 새로 당뇨가 발생

췌장암 진행을 막기 위해서는 다음 내용을 꼭 기억해야 한다.

❶ 췌장 낭성 종양은 종류에 따라 양성도 있고, 암으로 발전할 수도 있다.

❷ 고위험 소견이 보일 때는 수술, 그 외는 정기 추적 검사가 원칙이다.

❸ 조기 관리가 췌장암 진행을 막는 가장 중요한 열쇠이다.

03

췌장암 확진을 위한 첨단 진단

-영상의학 및 핵의학 검사

정용은 연세암병원 췌장담도암센터 교수(영상의학과)

윤자경 연세암병원 췌장담도암센터 교수(영상의학과)

황상현 연세암병원 췌장담도암센터 교수(핵의학과)

췌장암은 초기에 증상이 거의 없거나 다른 소화기계 증상들과 비슷하여 조기 발견이 어렵다. 또한 위, 간, 담도계 질환과의 구별도 중요하다. 그러므로 좀 더 정확한 진단을 위해서 혈액 검사, 여러 가지 영상 검사, 내시경 검사 등을 시행한다. 이 장에서는 췌장암 진단에 필요한 영상의학 및 핵의학 검사에 대해서 살펴본다.

복부 초음파 검사

복부 초음파 검사(Ultrasonography)는 복통, 황달 등의 증상이 있는 환자뿐만 아니라 증상이 없는 경우에도 일차적으로 시행하는 검사이다. 조영제 없이도 췌장 종양이나 담관 확장, 간 전이 등을 확인할 수 있으며, 비침습적으로 비교적 빠르게 검사를 시행할 수 있다는 장점이 있다.

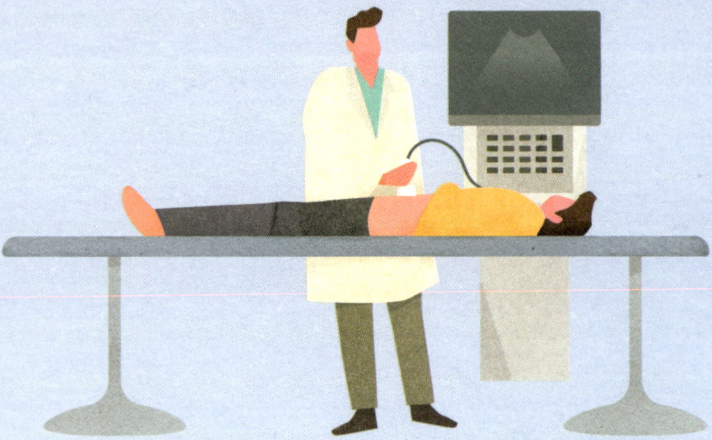

복부 초음파 검사로 췌장의 혹이 관찰되거나, 또는 주변 림프절이 커져 있는 것이 확인될 경우 췌장암을 의심할 수 있다. 또한 췌장 자체에서는 혹이 뚜렷이 관찰되지 않더라도 췌관이나 담관이 확장되어 있을 경우 췌장암을 의심할 수 있다.

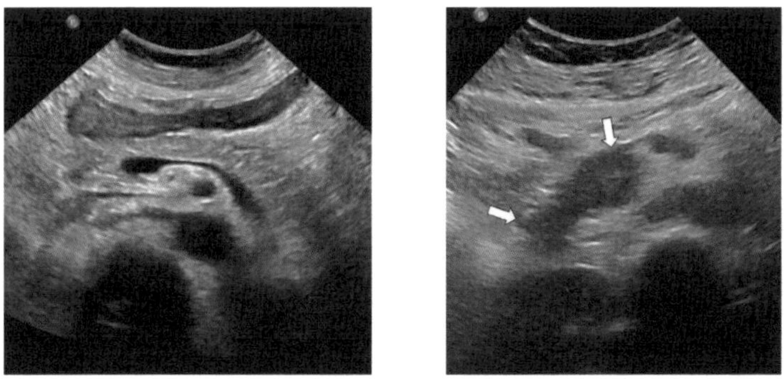

[그림 3-1] 정상 췌장(왼쪽)과 췌장암(오른쪽)

그런데 췌장은 뱃속 깊은 곳에 위치해 위장 내 공기나 환자의 비만도 등에 따라 검사상의 제약이 있으며, 검사자에 따른 정확도의 차이도 큰 편이다. 또한 크기가 3㎝ 이상인 췌장의 혹은 95% 이상의 정확도로 진단할 수 있지만, 크기가 작아질수록 민감도가 낮아진다. 또한 복부 초음파 검사는 원격전이를 알 수 없기 때문에 췌장암 진단에 있어 제한이 있는 검사기도 하다. 따라서 복부 초음파는 일차적인 진단에 도움이 될 수 있으나, 수술 가능성 평가 또는 치료 반응 평가에는 잘 사용되지 않는다.

복부 전산화단층촬영(CT)

전산화단층촬영(Computed Tomography, CT)은 췌장암의 진단과 병기 결정에 가장 널리 쓰이는 검사이다. 빠르고 세밀한 영상을 넓은 범위에 걸쳐 얻을 수 있으며 검사자에 따른 오류가 적어서, 병변을 객관적으로 관찰할 수 있으므로 크기가 작은 종양도 발견할 수 있다. 또한 췌장암을 의심할 수 있는 담관 및 췌관의 확장뿐만 아니라 주변 혈관 침범 여부 및 원격전이 여부를 높은 정확도로 확인할 수 있어서, 여러 국제 가이드라인에서 췌장암의 수술 가능성 평가에서 가장 먼저 권하는 검사이다. 따라서 췌장암의 병기 결정에 꼭 필요한 검사로 췌장암이 의심될 때는 조영제를 사용한 CT를 우선적으로 시행하게 된다.

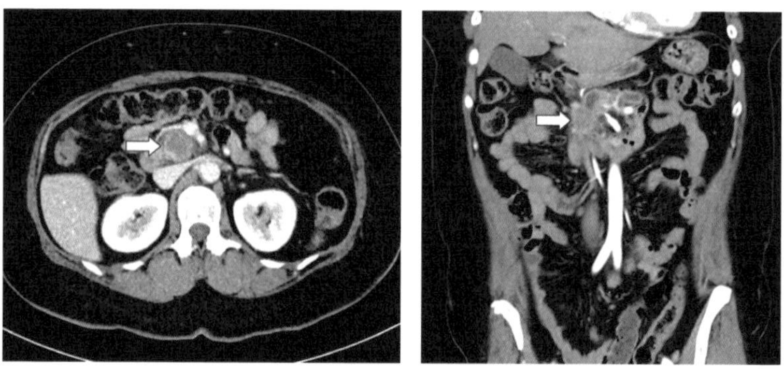

[그림 3-2] 역동적 조영증강 CT에서 관찰되는 췌장암

하지만 약 5%의 경우에서 조영증강 CT에서도 발견되지 않는 췌장암이 있을 수 있으며, 매우 작은 원격전이의 진단이 어렵다는 제한점

이 있다. 또한 방사선을 이용하는 검사이고, 조영제에 대한 부작용이 있는 경우에는 두드러기나 부종, 호흡곤란 등의 증상이 발생할 수 있다. 심한 조영제 부작용이 나타나면 조영증강 검사를 시행하기 어려울 수 있다.

복부 자기공명영상(MRI)

CT 결과가 애매하거나 불확실할 경우, 자기공명영상(Magnetic Resonance Imaging, MRI)이 진단에 추가적인 도움을 줄 수 있다.

MRI는 자기장을 형성하는 자기공명 촬영 장치에 누운 후, 고주파를 발생시킬 때 몸속의 수소 원자핵의 공명에서 발생하는 신호의 차이를 측정하여 컴퓨터 영상으로 재구성하여 병변을 확인하는 영상 기법이다. 조영증강 MRI는 다양한 특성의 영상을 여러 번에 걸쳐 얻기 때문에, CT에서 뚜렷이 관찰되지 않는 병변이나 매우 작은 간 전이를 확인하는 데 용이하다. 또한 자기공명 췌담관 조영술(Magnetic Resonance Cholangiopancreatography, MRCP)이라는 특수한 MRI 기법을 이용하면 비침습적으로 췌관 및 담관을 자세히 관찰할 수 있으며, 수술할 때 중요한 해부학적 변이를 확인할 수 있다.

조영증강 MRI는 췌장암 진단에서 높은 정확도를 보이며, 방사선을 이용하지 않는다는 장점이 있다. 그러나 MRI는 CT에 비해서 촬영 시간이 긴 편이고, 협소한 장비 내 공간으로 인해 폐쇄공포증이 있는 경우에는 촬영하기가 어려울 수 있다는 단점이 있다. 또한 심박동기를 갖고 있는 경우에는 MRI 촬영 전에 전 처치가 필요하며, CT와 마찬가지로 조영제 부작용이 있을 수 있다.

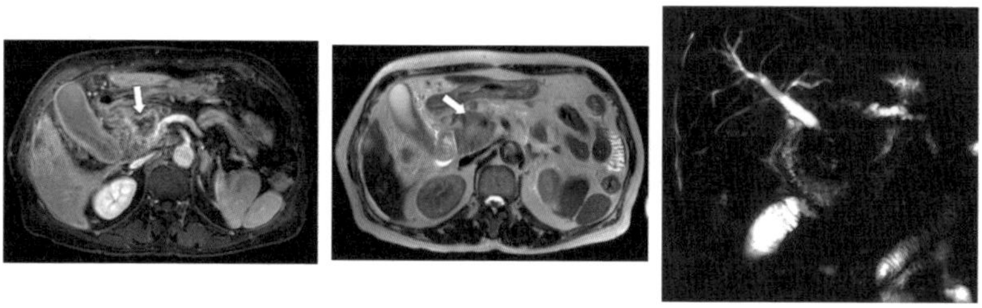

[그림 3-3] 췌장암의 조영증강 MRI 및 자기공명 췌담관 조영술(MRCP)

양전자방출단층촬영(PET)

양전자방출단층촬영(Positron Emission Tomography, PET)은 암세포에서 당 대사가 활발한 것을 이용한 검사법이다. 먼저 암세포가 에너지원으로 주로 사용하는 포도당에 양전자 방출체인 동위원소를 붙인 약물(^{18}F-fluorodeoxyglucose, ^{18}F-FDG)을 주사한다. 이후 약 1시간이 지나서 촬영을 하면 암세포가 동위원소를 많이 흡수한 부위를 확인할 수 있다. 전신을 촬영하는 검사이기에 원발 암의 위치는 물론 잠재 전이 병소의 발견, 수술 후 재발 판정, 암의 호전 여부 판별 등에 이용할 수 있다.

하지만 단순 췌장염과 췌장암의 감별에 제한이 있을 수 있으며 영

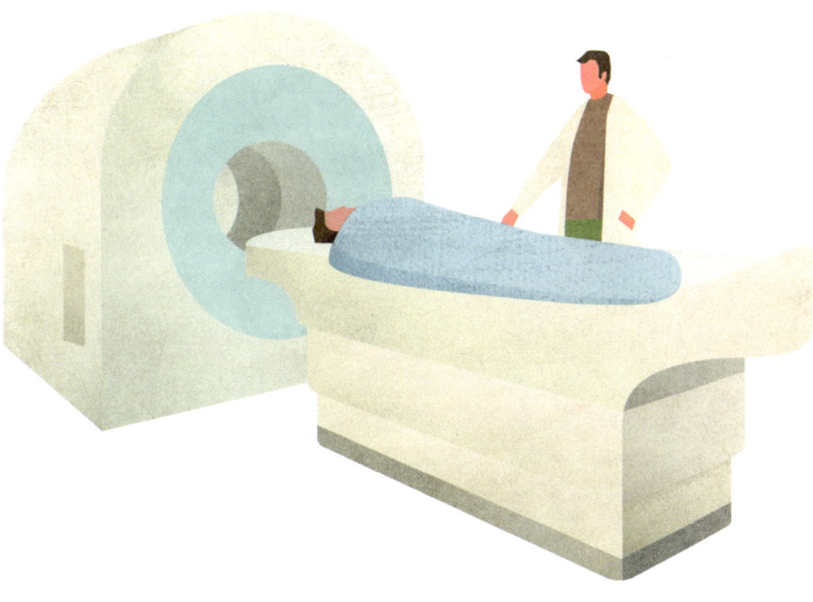

상의 해상도가 낮다는 한계가 있다. PET는 CT, MRI에 병행하여 정확한 병기 설정에 도움을 줄 수 있는 첨단 진단법이다.

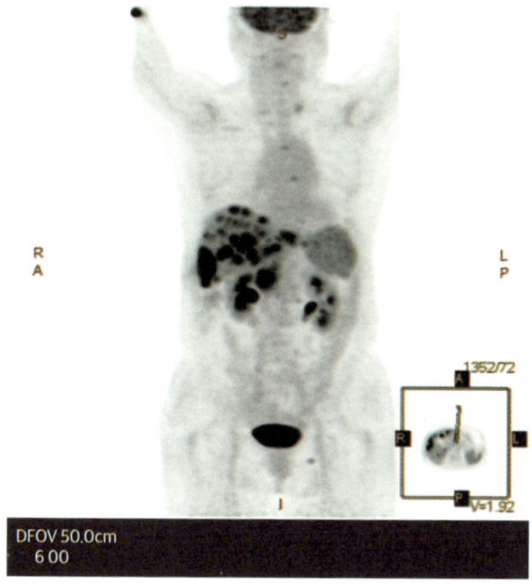

[그림 3-4] 췌장암의 양전자방출단층촬영(PET-CT)

04

췌장암 내시경 진단 및 치료법

이희승 연세암병원 췌장담도암센터 교수(소화기내과)

정문재 연세암병원 췌장담도암센터 교수(소화기내과)

췌장은 몸속에서 위치가 깊어 일반적인 위·대장 내시경으로는 직접 관찰하기 어렵다. 따라서 영상 검사(CT, MRI)만으로는 초기 암을 놓칠 수 있다. 이때 내시경 초음파(EUS)나 내시경 역행 췌담관 조영술(ERCP) 같은 특수 내시경 검사가 큰 도움이 된다.

췌장암 진단에 내시경이 중요한 이유

어떤 상황에서 내시경 검사가 필요한가?

- 원인을 알 수 없는 황달이 생겼을 때
- 췌장이나 담관에 종양이 의심될 때
- 조직 검사를 통해 확진이 필요할 때
- 담관이 막혀서 담즙 배액 치료가 필요한 경우

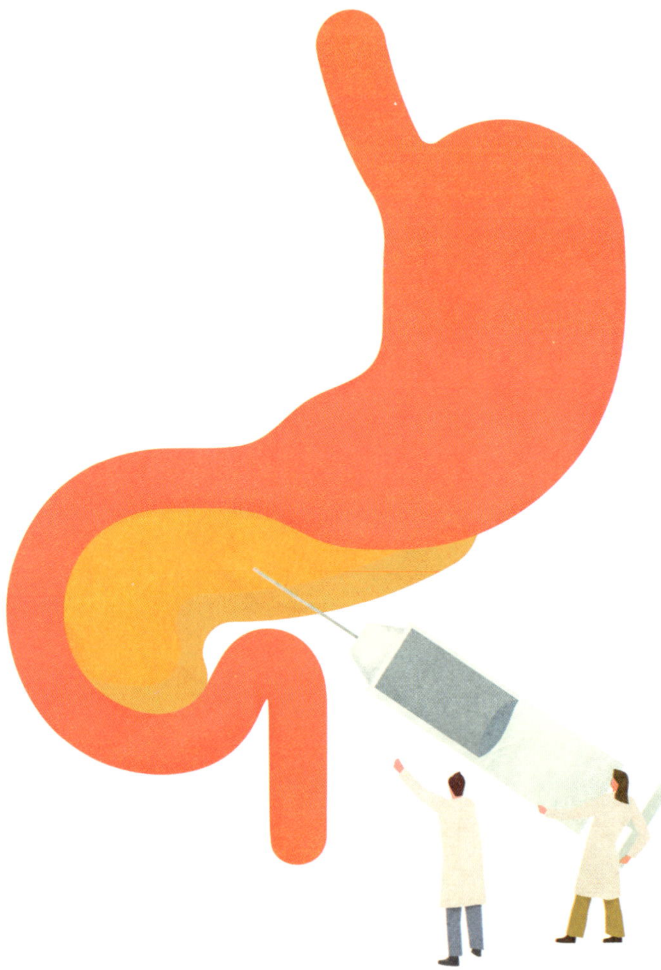

환자가 꼭 알아야 할 점!

내시경 검사는 췌장암의 조기 발견과 정확한 진단, 그리고 치료까지 동시에 가능한 중요한 도구이다.

내시경 초음파(EUS) 및 세침흡인검사(EUS-FNA)

EUS란 무엇인가?

EUS(Endoscopic Ultrasound)는 내시경 끝에 초음파 장비가 달려 있어 위, 십이지장 안에서 췌장을 바로 가까이서 관찰할 수 있는 검사이다. CT(Computed Tomography)보다 작은 병변까지 확인할 수 있다.

EUS-FNA란 무엇인가?

EUS-FNA(EUS-Guided Fine Needle Aspiration)는 EUS로 종양을 확인한 뒤, 초음파 유도하에 가느다란 바늘을 찔러 세포, 조직을 얻는 검사이다. 이는 췌장암 확진에 꼭 필요한 과정이다.

장점

- 작은 종양까지 발견할 수 있다.
- 비교적 안전하고 정확한 조직 진단이 가능하다.

• 필요시 액체(낭종 액체 등)도 채취할 수 있다.

환자가 느낄 수 있는 불편

• 수면내시경(진정요법) 상태에서 진행되므로 검사 자체의 통증은 거의 없다.
• 목이나 가슴의 압박감, 검사 후 목 통증이 일시적으로 있을 수 있다.
• 드물게 췌장염, 출혈, 감염이 발생할 수 있다.

환자가 꼭 알아야 할 점!

EUS-FNA는 췌장암을 확진하는 가장 정확한 검사이며, 안전성이 높다.

내시경 역행 췌담관 조영술(ERCP)

ERCP란 무엇인가?

ERCP(Endoscopic Retrograde Cholangiopancreatography)는 내시경을 십이지장까지 넣은 뒤, 담관이나 췌관에 조영제를 주입하여 췌담관의 구조를 확인하고 동시에 치료까지 할 수 있는 검사이다.

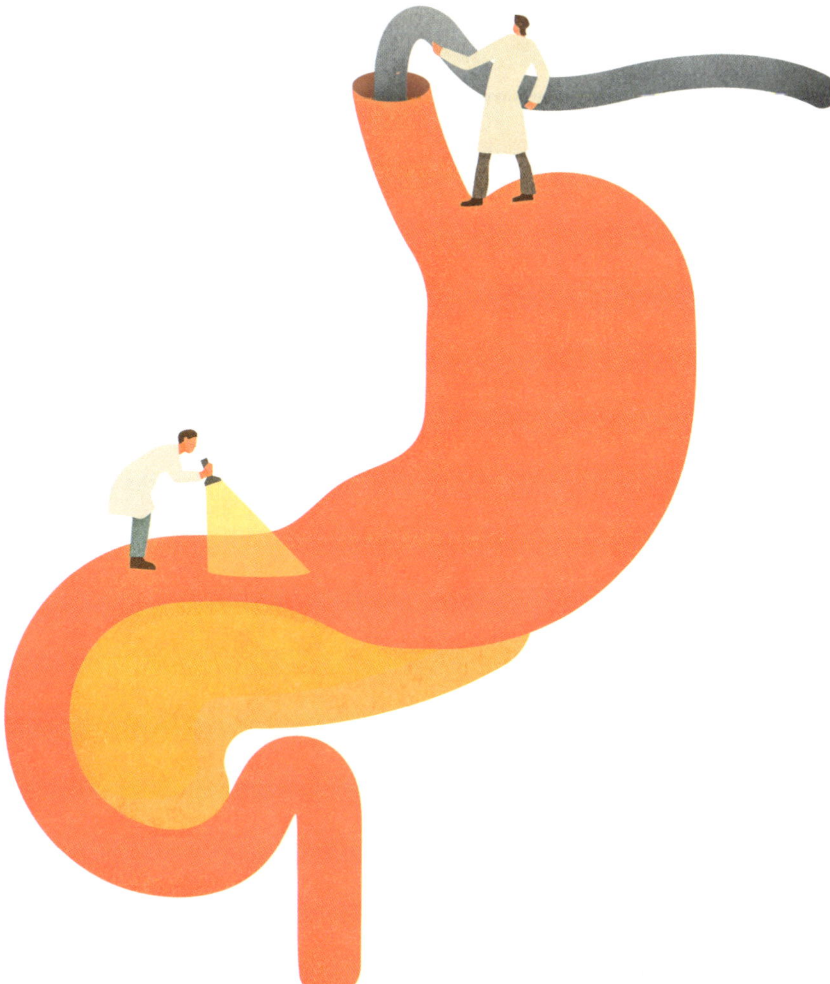

ERCP로 가능한 치료는?

- 담관이 종양으로 막혔을 때 스텐트를 삽입하여 담즙 배출
- 담석 제거
- 조직 채취(세포 검사, 조직 검사)
- 담즙 배액관 삽입

환자가 느낄 수 있는 불편

- 검사 후 일시적 복통, 소화불량이 생길 수 있다.
- 드물게 급성 췌장염, 출혈, 감염이 발생할 수 있다.

환자가 꼭 알아야 할 점!

ERCP는 췌장암 환자에게 진단과 치료를 동시에 제공하는 중요한 내시경 시술이다. 특히, 황달로 인한 증상(가려움, 소화불량, 간 수치 상승)을 빠르게 해결해 삶의 질을 높인다.

환자가 꼭 기억해야 할 증상

다음과 같은 증상이 있다면 지체하지 말고 의료진과 상의해야 한다.

- 설명되지 않는 체중 감소

- 상복부나 등으로 퍼지는 통증
- 식욕 저하, 극심한 피로
- 황달(눈·피부가 노래짐)
- 혈당이 갑자기 악화되거나 새로 당뇨가 발생

이것만은 꼭!

- 내시경 초음파는 췌장암을 정확히 진단하는 핵심 검사이다.
- 내시경 역행 췌담관 조영술은 진단뿐 아니라 담관 막힘을 치료하는 필수 시술이다.
- 두 검사는 췌장암 환자의 생존율 향상과 삶의 질 개선에 매우 중요한 역할을 한다.
- 정기적인 검진과 증상 인지가 조기 발견의 열쇠이다.

05

췌장암의 완치를 위한 궁극적인 치료-췌장 절제술

개복/복강경/로봇 수술

홍승수 연세암병원 췌장담도암센터 교수(간담췌외과)

췌장암 환자의 15~20% 정도가 수술이 가능하며, 수술은 완치를 기대할 수 있는 유일한 방법이다. 물론 완전한 수술적 절제가 불가능한 환자라도 수술을 통해 완화적 치료를 함으로써 삶의 질을 향상시킬 수 있다. 이 장에서는 췌장암의 근치적 수술법인 췌장 절제술 수술법과 더불어, 개복/복강경/로봇 등 주요 수술법의 차이점에 대하여 살펴본다.

원위부 췌장 절제술

원위부 췌장 절제술은 췌장의 체부(Body), 미부(Tail)에 암이 있을 때 시행되는 췌장 절제술을 말한다. 췌장의 두부(Head)는 남겨 두고 체부와 미부 부분을 제거하며, 일반적으로 췌장의 꼬리에 붙어 있는 비장도 같이 절제한다. 비장은 일반적으로 성인의 면역 기능을 담당한다고 알려져 있는데, 절제하여도 수술 전 또는 후에 예방접종만 받으면 크게 문제가 없다. 일반적으로 비장을 같이 절제하는 이유는 종양학적인 완전 절제를 위해서인데, 이는 췌장이 비장의 혈관을 완전히 둘러싸고 있어 보존할 수 없는 경우이다. 대부분의 췌장암 수술에서는 종양학적인 완전 절제 및 림프절 절제를 위하여 비장을 동반 절제한다. 종양의 위치에 따라 절제하는 췌장의 양이 달라지는데, 일반적으로 체부와 미부를 절제하는 경우 전체 췌장의 70%, 체부 중앙에서 절제하는 경우 50%, 미부만 절제하는 경우 30%가량 절제되는 것으로 알려져 있다.

수술의 접근 방식

수술의 접근 방식에는 개복/복강경/로봇수술이 있으며, 절제의 원칙 및 수술의 범위는 동일하나, 수술 부위에 접근하는 방식만 다르다.

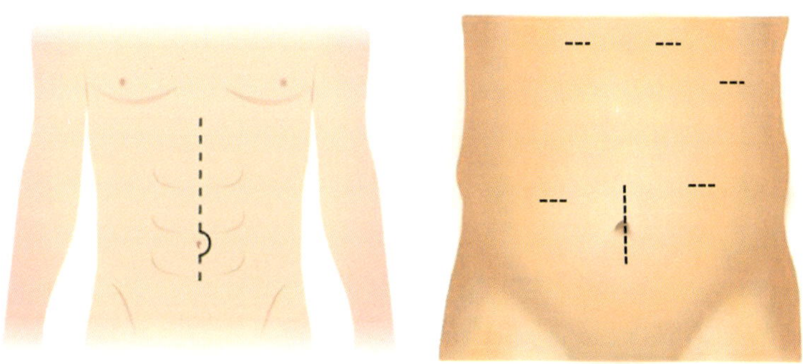

개복 복강경 또는 로봇

[그림 5-1] 개복 원위부 췌장 절제술/복강경 또는 로봇 원위부 췌장 절제술의 절개창 모식도

개복 수술의 경우 중앙절개로 배꼽까지 또는 배꼽보다 약간 아래까지 절개창을 생성한다. 복강경 또는 로봇 수술의 경우 배꼽 부위에 4㎝ 절개창, 그리고 1~2㎝가량의 투관침 삽입을 위한 5~6개의 절개창을 생성한 후 진행한다. 개복과 복강경/로봇 수술의 선택은 주치의의 판단에 의하며, 일반적으로 췌장암이 많이 진행되어 혈관 절제를 동반해야 하는 경우 개복 수술로 진행한다. 복강경/로봇 수술로 진행하다가 시야 확보가 어렵거나 예상보다 병변이 진행된 경우 개복 수술로 전환하는 경우가 있으며, 이는 전체 수술의 약 10% 정도이다.

수술 방법

수술 순서는 다음과 같다.

① 전신 마취를 한다.
② 피부 절개를 한다.
③ 위, 대망, 대장 등 췌장을 둘러싸고 있는 주요 장기들을 박리하여 췌장과 분리한다.
④ 종양의 위치를 고려하여 적절한 위치에서 췌장을 수술용 스테이플러로 절단한다.
⑤ 비장 동맥 및 정맥을 결찰한다.
⑥ 비장을 복벽에서 절제하여 췌장 및 비장 조직을 완전히 절제한다.

⑦ 떼어 낸 조직을 몸 밖으로 빼낸 후, 배액관 삽입 후에 절개부를 봉합한다.

⑧ 췌장 병변이 췌장 주변 복강동맥이나 간문맥 등의 큰 혈관에 침범하는 경우 해당 혈관을 합병 절제하는 수술이 추가될 수 있다.

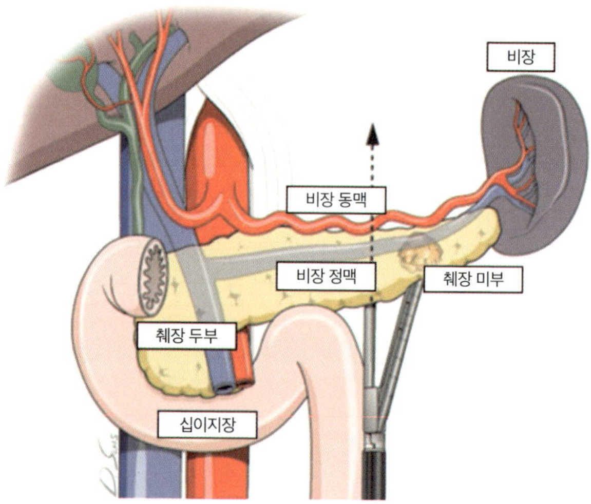

[그림 5-2] 원위부 췌장 절제술

출처: Improved perioperative outcomes of laparoscopic distal pancreatosplenectomy: modified lasso technique, Yota Kawasaki et al., ANZ J Surg 88 (2018) 886-890

수술 시간

수술에는 보통 3~4시간이 걸리는데, 수술 전 준비 및 마취에서 깨어나는 회복 시간까지 합하면 5~6시간 정도가 필요하다. 단 염증, 유

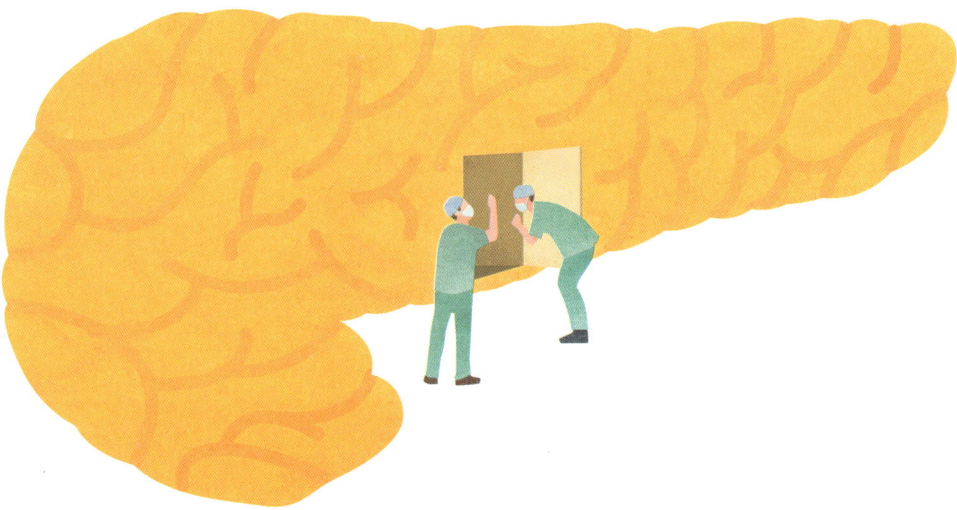

착이 심하거나, 예상하지 못한 합병증이 발생하거나, 혹은 수술 중 예상하지 못한 추가 병변이 확인되면 수술 시간이 더 길어질 수도 있다.

수술 후 경과

수술한 지 5~7일 이후에 환자의 회복 경과에 따라 퇴원 시기가 결정된다. 일부의 경우는 수술 후 환자의 상태나 합병증 발생 여부에 따라 며칠 더 입원하고 퇴원한다. 외래 진료는 퇴원한 지 일주일 정도 지나서 하는데, 이때 수술 결과(조직 검사) 및 추가적인 치료에 대한 진료 및 상담을 진행한다.

수술 후 합병증

수술 후에는 대부분 큰 문제가 없이 회복하지만, 아래와 같은 합병증이 발생할 수 있다.

- 췌장 절제부 누출(췌장루)
- 출혈
- 감염(복강 내 농양)
- 마취 관련 합병증
- 당뇨
- 비장 절제 시: 감염에 취약해짐, 수술 전 백신 접종 필요

가장 문제가 되는 합병증은 췌장 절제부 누출(췌장루)인데, 빈도는 10~20% 정도로 보고되고 있다. 이 경우에는 치료가 추가되고 입원 기간이 늘어날 수 있다.

이 외에 수술로 복강 내 출혈, 복강 내 농양이 발생할 수 있고, 전신 마취에 따른 무기폐, 폐렴, 심혈관계 관련 합병증 등 여러 마취 관련 합병증이 나타날 수도 있다. 또한 인슐린을 분비하는 췌장 원위부가 절제됨에 따라 당뇨가 발생할 수 있다(10~20%). 한편, 우리 몸에서 면역을 담당하는 비장을 절제할 수도 있으므로 미리 백신을 맞아서 감염을 예방하게 된다. 수술 관련 사망률은 일반적으로 1% 정도이며, 합병증 발생 시 대부분 대증 치료가 가능하다. 하지만 관 삽입술, 혈관 조영술 등의 내시경 중재 방사선적 치료가 필요할 수도 있고, 위중한 경우 재수술을 하게 되며, 중환자실 치료를 받아야 하는 경우도 있다.

췌십이지장 절제술

췌십이지장 절제술은 췌장 두부에 있는 종양을 제거하는 수술법으로 처음 수술을 고안한 외과의사의 이름을 따서 휘플씨 수술(Whipple's operation)로도 불린다. 절제 범위는 십이지장, 췌장 머리, 담도와 담낭이며, 이와 같이 광범위하게 절제하는 이유는 췌장 머리가 주변 구조물과 해부학적으로 연결되어 있기 때문이다.

절제 후에는 소장을 끌어 올려 각각 췌장, 담도, 위와 문합하여 소화관의 연결성을 유지하게 된다.

수술의 접근 방식

수술의 접근 방식에는 원위부 췌장 절제술과 마찬가지로, 개복/복강경/로봇 수술이 있으며, 역시 절제의 원칙 및 수술의 범위는 세 가지 수술이 동일하다.

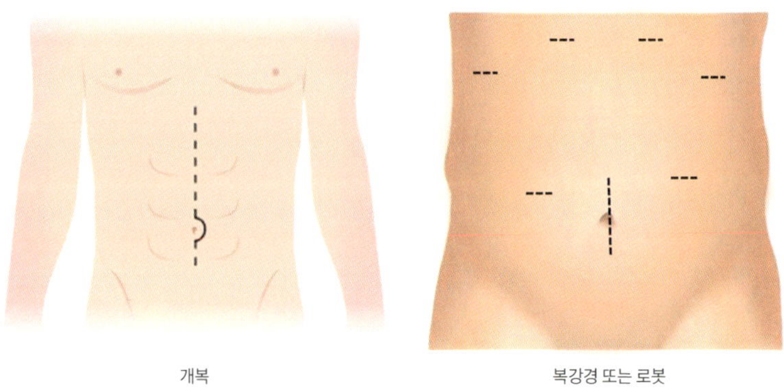

[그림 5-3] 개복 췌십이지장 절제술/복강경 또는 로봇 췌십이지장 절제술의 절개창 모식도

개복 췌십이지장 절제술의 경우 중앙 정중절개로 일반적으로 명치부터 배꼽 부근까지 절개한다. 복강경 또는 로봇 수술의 경우 배꼽 부위에 4㎝가량의 절개창, 그리고 1~2㎝ 크기의 5~6개 절개창을 통하여 투관침을 삽입하고 수술을 진행한다.

일반적으로 진행된 췌장암, 혈관 절제를 동반해야 하는 경우에는 개복 수술로 진행한다. 복강경/로봇 수술로 진행하다가 시야 확보가 어렵거나 예상보다 병변이 진행된 경우 개복 수술로 전환하는 경우가 있으며, 이는 전체 수술의 약 10% 정도이다.

수술 방법

수술은 일반적으로 아래와 같은 과정으로 진행된다.

① 전신 마취를 한다.

② 피부 절개를 한다.

③ 병변 절제 단계

- 위, 대망, 대장 등 췌장을 둘러싸고 있는 주요 장기들을 박리하여 췌장과 분리한다.
- 십이지장을 위와 절단한다.
- 담낭 절제 후 담도를 절단하고, 췌장은 두부와 체부 사이 경부에서 절단한다.
- 십이지장과 공장의 경계에서 절단한다.
- 췌장의 구상돌기 부분을 상장간막 동맥과 정맥에서 분리해 내어 최종적으로 검체를 절제한다.

④ 문합 단계

소장을 끌어 올려 문합하여 소화기관의 기능을 유지할수 있도록 해 준다. 문합은 아래와 같이 총 세 가지를 시행한다.

- 췌장-공장 문합술
- 담관-공장 문합술
- 위-공장 문합술

⑤ 배액관 삽입 후 절개 봉합 및 수술 마무리

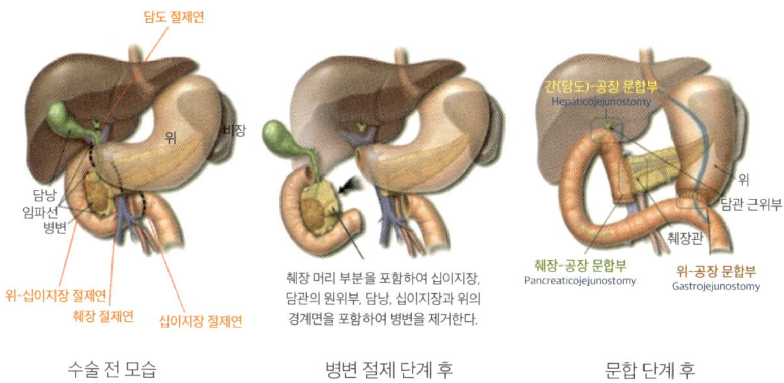

[그림 5-4] 병변 절제 단계와 문합 단계

수술 시간

췌십이지장 절제 수술은 질병의 진행 정도에 따라 6~7시간이 걸리는데, 여기에 더해 마취 시간과 마취에서 깨는 시간이 수술 전후로 각각 30분에서 1시간가량 소요된다. 단, 췌장암의 진행 정도와 유착, 염증의 정도에 따라서 수술 시간은 1~2시간가량의 차이가 있다.

수술 후 경과

수술 후 신체 기능의 회복 정도 및 합병증 유무를 확인하기 위해 혈액 검사를 하고, 수술 후 5~6일 정도 지나서 CT 검사를 한다. 합병증이 없으면 대부분 7~10일 동안 입원 후에 퇴원한다. 일부는 회복 경과를 살피는 과정에서 입원 기간이 연장될 수 있다. 수술에서 제거된 병변에 대한 조직 검사 결과는 퇴원 1~2주 후에 있을 외래에서 설명을 진행하고, 수술 결과 확인 후 항암 치료를 계획하게 된다. 췌장액 누출과 같은 합병증이 발생하면 금식 및 배액관 삽입과 같은 중재술을 시행하여 치료 시기가 조정될 수 있다.

수술 후 합병증

수술 후 합병증이 발생했을 때는 증상에 맞는 치료를 한다. 병변의 절제 부위가 넓고 복잡한 수술로 인해 다른 위장관 수술보다 합병증 발생률(25~50%)이 높은 것으로 알려져 있다. 사망률은 약 3~4%이다. 동반된 내과적 질환의 종류와 정도에 따라, 병의 진행 정도에 따라 합병증의 발생 유무 및 정도는 다양하게 나타난다. 이 밖에 합병증 위험 인자로 수술 중 출혈량이 많거나, 췌장 실질이 부드럽거나, 또는 췌장관 확장이 없는 등의 요인도 수술 합병증에 영향을 미치는 것으로 알려져 있다. 발생할 수 있는 합병증은 다음과 같다.

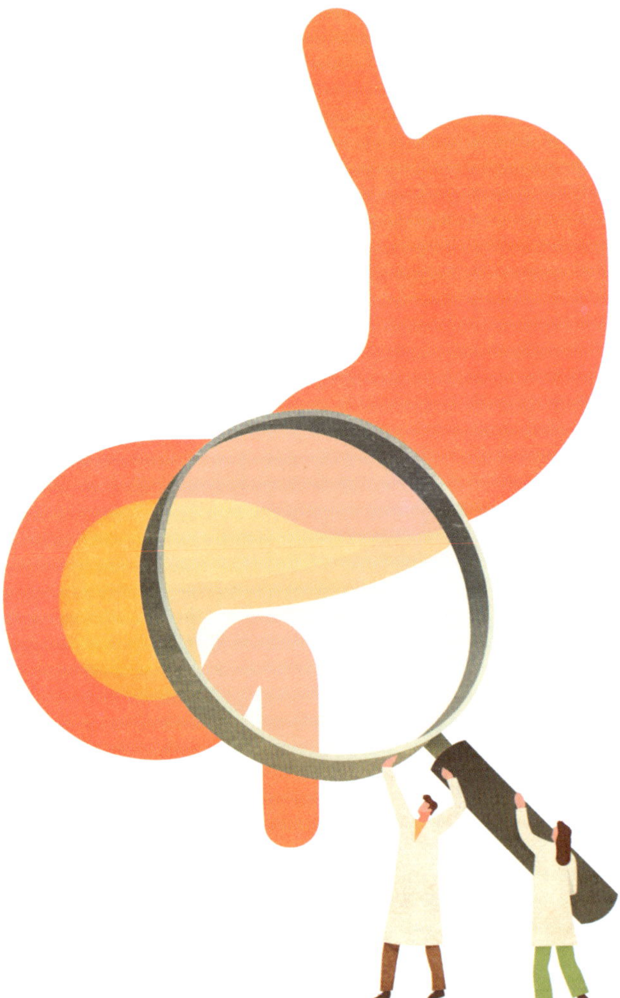

- 췌장 문합부 누출
- 위 배출 지연
- 출혈
- 수술 부위 감염 및 염증
- 담관/위 문합부 누출
- 수술 부위 감염 및 탈장
- 마취 관련 합병증

이 같은 합병증에 적합한 치료에는 항생제 치료, 영양 치료 및 내시경 중재 방사선적 치료, 혈관 조영술 등이 포함된다. 드물게 응급 수술을 시행하여 중환자실 치료를 진행하기도 한다.

췌장암 수술 후 관리

수술 후 치료가 끝나고 퇴원을 하면 다음과 같은 사항을 지켜야 한다.

- 균형 잡힌 식습관을 유지한다. 과식, 기름진 음식을 피하고 단백질과 비타민 C가 포함된 음식을 섭취한다.
- 금연 및 금주를 유지한다.
- 걷기 운동을 하여 장 유착을 방지한다. 수술 1개월 이후에는 가벼운 운동을 시작하고, 6개월 이후에는 대부분의 운동을 할 수 있다.
- 수술 후에는 가벼운 일상생활이 가능한데, 환자의 회복 상태 및 추가 항암 치료 등에 맞춘 의료진의 결정에 따라 바뀔 수 있다.

- 갑작스러운 출혈 및 복통, 급성 고열 등의 신체 이상이 나타나면 가까운 병원이나 응급실을 찾아야 한다.

06

췌장암, 방사선 치료와 중입자 치료 이해하기

이익재 연세암병원 췌장담도암센터장

최서희 연세암병원 췌장담도암센터 교수(방사선종양학과)

췌장암 치료에서 방사선 치료는 중요한 한 축을 담당한다. 그런데 췌장은 위, 십이지장, 간, 큰 혈관 등과 밀접하게 위치해서 방사선을 종양에만 집중시키고 주변 정상 장기를 보호하기가 쉽지 않다. 게다가 췌장은 호흡에 따라 움직이고 주변 장기의 변화에도 영향을 받기 때문에 고선량의 방사선을 안전하게 전달하기가 까다롭다.

췌장암에서 방사선 치료의 역할

이러한 이유로 췌장암에서 방사선 치료는 매우 중요한 치료 방법이면서도 동시에 고려해야 할 점이 많고, 높은 수준의 기술적 정밀함이 요구되는 치료라 할 수 있다.

일반적으로 췌장암 환자의 병기와 전신 상태에 따라 방사선 치료는 다음과 같은 상황에서 고려된다.

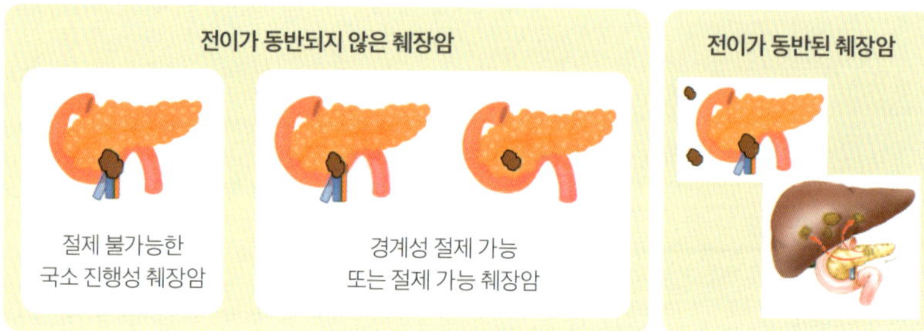

[그림 6-1] 질병 상태에 따른 췌장암 분류

수술이 불가능한 국소 진행성 췌장암

수술로 암을 제거하기 어려운 경우, 항암 치료와 함께 방사선 치료를 시행해 종양의 성장을 억제하고 크기를 줄일 수 있다. 이를 통해 암이 더 퍼지는 것을 늦추고 생존 기간을 늘릴 수 있다. 또한 통증, 장폐색, 출혈 같은 증상을 완화해 삶의 질을 높이는 데 도움이 된다.

경계성 절제 가능 또는 절제 가능 췌장암

수술이 가능하거나 경계선상에 있는 경우에도 방사선 치료가 도움이 될 수 있다.

- **수술 전 치료**(선행 보조 치료): 종양을 줄여 수술이 더 안전하고 완전하게 이루어지도록 돕는다. 특히 주요 혈관을 침범했을 때 유용하다.

- **수술 후 보조 치료**: 수술 후 국소 재발 위험이 높은 환자의 재발률을 낮추는 데 사용된다.

증상 완화를 위한 경우

암이 원발 부위나 전이 부위에서 통증, 막힘(폐색), 출혈 같은 증상을 일으킬 때 방사선 치료로 증상을 줄일 수 있다. 이때 목적은 암을 완전히 없애는 것이 아니라 환자가 더 편안하게 일상생활을 할 수 있도록 돕는 것이다.

방사선 치료의 원리와 종류

방사선 치료는 암세포의 DNA를 손상시켜 암세포가 더 이상 자라거나 분열하지 못하게 한다. 이 과정에서 정상 조직도 어느 정도 영향을 받을 수 있지만, 정상 세포는 회복 능력이 암세포보다 뛰어나서 대부분 치료 후 회복할 수 있다. 즉, 방사선 치료는 암세포를 선택적으로 억제하면서 주변 정상 조직의 손상은 최소화하는 치료이다.

최근에는 방사선 치료 기술이 빠르게 발전하면서 췌장암 치료에서도 더욱 향상된 효과와 안전성을 기대할 수 있게 되었다. 방사선 치료에는 여러 가지 방식이 있는데, 환자의 상태와 종양의 특성에 따라 선택된다.

외부방사선 치료(EBRT)

외부방사선 치료(External Beam Radiation Therapy, EBRT)는 가장 일반적인 방식으로, 몸 바깥에서 방사선을 조사해 종양을 치료한다. 대표적인 방법으로 세기조절 방사선 치료(IMRT)와 체부정위 방사선 치료(SBRT)가 있다.

세기조절 방사선 치료(IMRT)

세기조절 방사선 치료(Intensity-Modulated Radiotherapy, IMRT)는 컴퓨터로 방사선 세기를 조절해, 종양 부위는 충분히 조사하면서 주변의 정상 장기에는 방사선량을 최소화하는 기법이다. 여러 방향에서 맞춤형으로 방사선을 쏘기 때문에, 특히 췌장처럼 주변에 중요한 장기가 많은 경우 부작용을 줄이는 데 효과적이다.

체부정위 방사선 치료(SBRT)

체부정위 방사선 치료(Stereotactic Body Radiation Therapy, SBRT)는 기존 치료가 1~2개월간 수십 회에 걸쳐 진행되던 것과 달리, 1회 또는 3~5회 정도로 치료 횟수를 크게 줄인다. 대신 1회 조사량을 높여, 종양에 전달되는 생물학적 유효선량(Biologically Effective Dose)이 기존보다 1.5~2배 높다. 환자 입장에서는 치료 기간이 짧아져 생활 부담이 줄어들고, 치료 효과는 더 커질 수 있다.

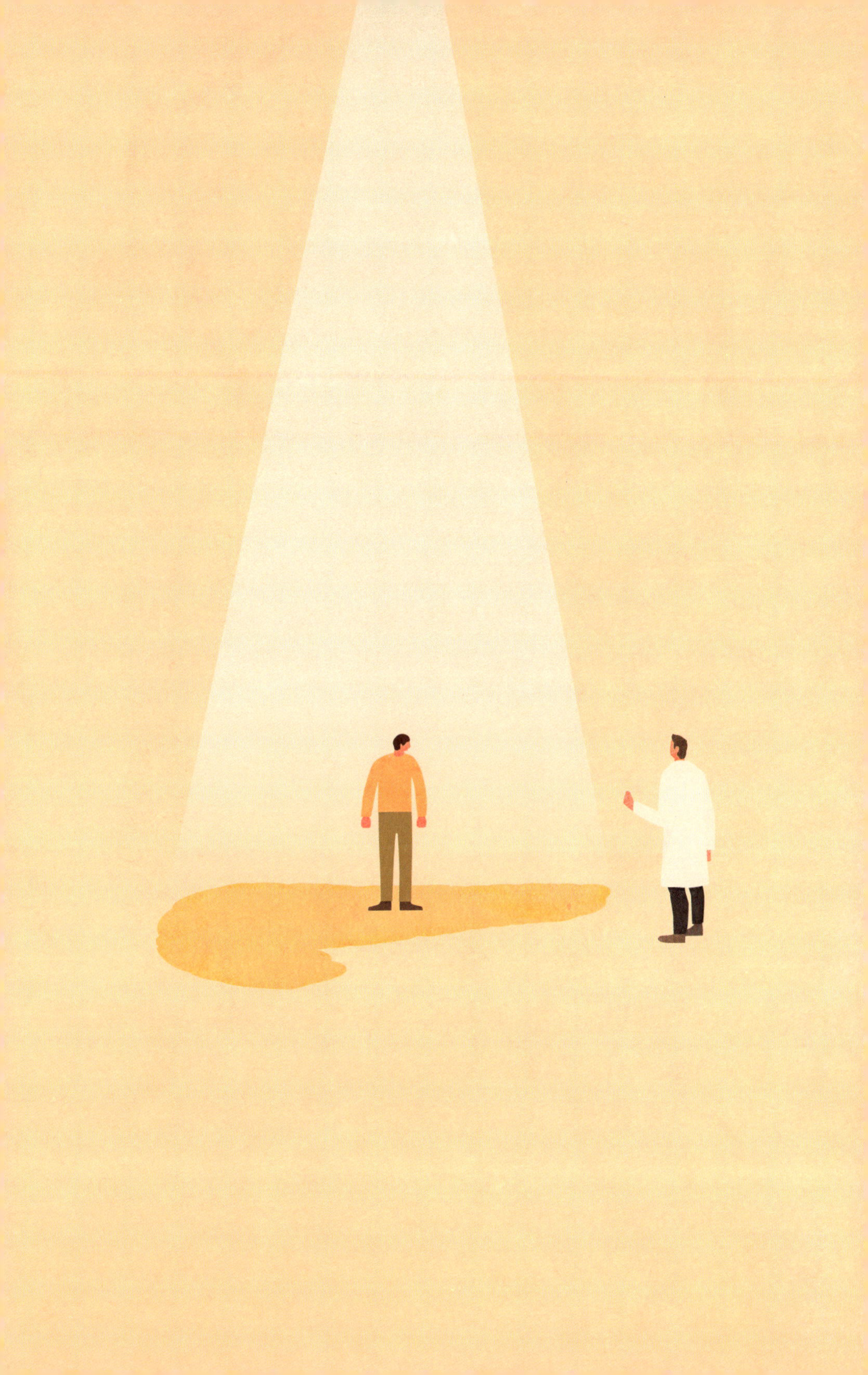

양성자 치료(Proton Therapy)

양성자를 이용한 방사선 치료 방법이다. 양성자는 X선과 달리 브래그 피크(Bragg Peak)라는 성질을 가지고 있어, 정해진 깊이에서만 에너지를 집중시킨다. 이 덕분에 종양에는 충분한 방사선이 전달되고, 주변 정상 조직에는 불필요한 방사선이 거의 닿지 않는다. 그 결과 치료 효과는 높이고 부작용은 줄일 수 있다.

중입자 치료(Carbon Ion Radiotherapy)

탄소이온과 같은 무거운 입자를 이용하는 치료로, 양성자 치료와 마찬가지로 브래그 피크 현상을 이용하지만, 여기에 더해 암세포를 죽이는 힘(생물학적 효과)이 훨씬 강하다. 탄소이온은 종양 깊숙이 도달해 DNA를 직접 끊어 내며 암세포를 파괴한다. 이 치료는 기존 방사선

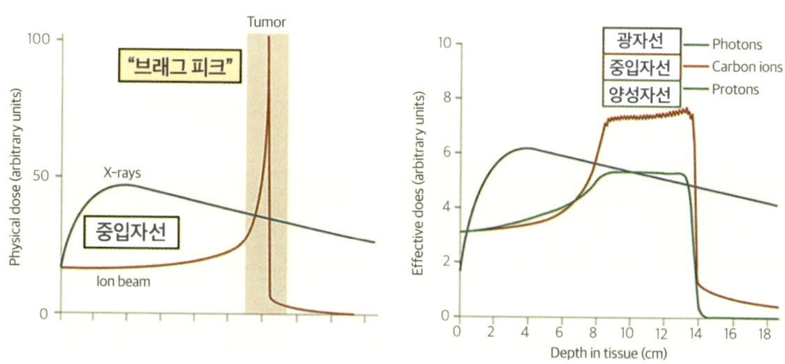

[그림 6-2] 기존 방사선(광자선)과 양성자선, 중입자선의 물리학적 특성 비교

치료에 잘 반응하지 않는 암에서도 효과적일 수 있으며, 주변 정상 조직의 손상은 줄이면서도 높은 치료 효과를 기대할 수 있다.

또한 췌장암은 호흡과 소화기관의 움직임에 따라 종양 위치가 변동할 수 있어, 치료 정확도가 매우 중요하다. 이를 위해 최근에는 여러 첨단 기술이 함께 사용되기도 한다.

영상유도 방사선 치료(Image-Guided Radiotherapy, IGRT)

치료 직전 또는 치료 중에 CT나 X-ray 영상을 찍어 종양 위치를 확인하고, 그에 맞춰 방사선을 정확히 조사하는 방법이다.

호흡연동 방사선 치료(Respiratory-Gated Radiation Therapy)

환자의 호흡 리듬에 맞추어 특정한 순간에만 방사선을 쏘아, 종양이 움직여도 정확하게 방사선이 전달되도록 한다.

한편, 치료 기간도 방사선 치료 기법, 치료 부위에 따라 차이가 있을 수 있다.

- **통상 분할 방사선 치료**: 하루 1.8~2.0Gy씩, 5~6주에 걸쳐 진행된다.
- **소분할 방사선 치료/SBRT**: 1회당 더 높은 선량을 조사해 1~2주 혹은 3~4주 안에 치료가 끝난다.

중입자 치료의 췌장암 적용

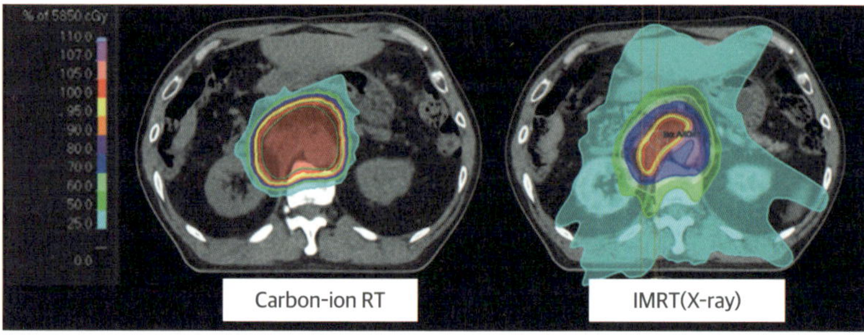

[그림 6-3] 중입자 치료 계획(왼쪽)과 X선 치료 계획(오른쪽) 비교 예시

중입자 치료는 탄소이온을 이용해 암세포를 강력하게 파괴하는 최신 방사선 치료이다. 기존 방사선 치료보다 종양에 더 집중적으로 에너지를 전달할 수 있어, 췌장처럼 주변에 중요한 장기가 많은 부위에서 특히 장점을 보인다. 이러한 특성 때문에 중입자 치료는 치료가 어렵다고 알려진 췌장암에서도 중요한 선택지가 되고 있다. 대표적으로는 수술이 불가능한 국소 진행성 췌장암에서 종양 성장을 억제하고, 생존 기간을 늘리며, 통증이나 소화 장애 같은 증상을 완화하는 데 도움이 된다. 또한 경계성 절제 가능 혹은 절제 가능 췌장암에서도 수술 전에 종양을 줄여 수술 성공률을 높이는 목적으로 활용될 수 있다. 이 외에도 수술을 감당하기 어려운 경우나 수술을 원치 않는 환자에게 대안 치료로 고려할 수 있다.

현재 연세암병원에서는 다음과 같은 경우에 중입자 치료를 고려하고 있다.

- 절제 가능, 경계성 절제 가능, 또는 국소 진행성 췌장암으로 확진을 받은 경우
- 전신 상태가 치료를 감당할 수 있을 만큼 양호한 경우
- 원격전이가 없는 경우
- 이전에 같은 부위에 X선 방사선 치료나 양성자 치료를 받은 적이 없는 경우
- 치료 부위에 금속 삽입물이 없고, 종양이 위·십이지장·소장 등과 지나치게 가까이 붙어 있지 않은 경우

일반적으로 이 조건을 충족해야만 중입자 치료가 가능하며, 그 외에는 전신 항암약물 치료나 다른 방사선 치료가 더 적합할 수도 있다. 따라서 최종 치료 여부는 전문 의료진이 환자의 상태와 병의 진행 정도를 종합적으로 검토한 뒤 신중하게 결정하게 된다.

췌장암 방사선 치료 과정

[그림 6-4] 상복부암 방사선 치료 안내

본 QR 코드를 스캔하면 상복부암 방사선 치료 안내 영상을 시청할 수 있다.

췌장암에서 방사선 치료는 매우 정밀한 준비와 체계적인 과정을 거쳐 진행된다. 일반 방사선 치료와 중입자 치료 모두 기본 과정은 비슷하지만, 중입자 치료에서는 추가적인 절차가 더해지기도 한다. 치료는 보통 다음과 같은 단계로 이루어진다.

① 방사선종양학과 전문의 면담

첫 단계는 방사선종양학과 진료인데, 환자는 담당 교수진의 진찰을 받고 이 과정에서 치료가 필요한지 여부가 결정된다. 치료 범위와 기간, 치료 목적, 예상되는 효과와 부작용 등에 대해 충분한 설명을 듣게 된다.

② 표지자 삽입(중입자 치료에서만 해당)

중입자 치료는 특히 높은 정밀도가 요구된다. 종양 위치를 더욱 정확하게 확인하기 위해 금속 클립이나 작은 마커(표지자)를 종양 주변에 삽입하는 경우가 있다. 이는 이후 치료 계획을 세울 때 중요한 기준점이 된다.

③ 호흡 훈련(일반 방사선 치료에서도 적용 가능, 중입자 치료에서는 필수)

췌장은 호흡에 따라 위치가 달라지는 장기이므로, 방사선을 정확히 조사하기 위해 환자는 일정한 호흡 패턴을 유지하는 훈련을 받는다. 호흡이 불규칙한 경우에는 추가 훈련이 필요할 수 있는데, 중입자 치료에서는 반드시 이 과정을 거친다.

[그림 6-5] 중입자 치료 시 올바른 호흡법 안내

본 QR 코드를 스캔하면 호흡 훈련 안내 영상을 시청할 수 있다.

④ 고정기구 제작 및 영상 촬영

치료 전 환자의 몸이 움직이지 않도록 고정하는 맞춤형 기구를 제작한다. 이렇게 해야 매번 같은 자세로 치료를 받을 수 있다. 이후 CT와 MRI 촬영을 통해 종양의 위치, 크기, 그리고 호흡에 따른 움직임을 정밀하게 분석한다. 특히 호흡 주기를 모두 반영한 CT 촬영은 췌장암 치료 계획에 필수적인 과정이다.

⑤ 치료 계획 수립

방사선종양학과 전문의는 촬영된 CT와 MRI 영상을 토대로 종양 부위를 표시하고, 조사할 방사선량과 횟수를 결정한다. 이 과정에서 영상을 3차원으로 재구성해 방사선 조사 방향과 분포를 확인한다. 이후 팬텀(가상 인체 모형) 시뮬레이션을 통해 계획이 실제 환자에게 정확히 적용될 수 있는지 검증한다. 이러한 계획 수립에는 보통 1~2주가 소요된다.

⑥ 방사선 치료 시행

계획이 완료되면 실제 치료가 시작된다. 한 번의 치료에는 약 30분이 소요되며, 실제 방사선 조사 시간은 2~3분 정도이다. 전체 치료 횟수는 방사선 치료 방식과 치료 위치에 따라 결정되는데, 매일 치료하는 것이 원칙이다. 매일 다른 방향에서 방사선을 조사해 종양에 균일하게 전달한다. 특히 중입자 치료 시에는 호흡동조 치료(Respiratory-gating) 방식을 사용하여, 환자가 숨을 내쉰 특정 시점에 종양이 일정 위치에 있을 때만 방사선을 조사한다. 치료 중에는 항상 같은 자세를 유지해야 하고, 종양과 주변 장기의 위치도 일정하게 유지되어야 한다. 이를 위해 치료 전 일정 시간 금식을 하게 되며, 필요시 CT로 경과를 확인하거나 치료 계획을 조정하기도 한다. 또한 치료 도중에는 1~2주마다 방사선종양학과 외래 진료를 통해 주치의와 상담하며, 치료 반응과 부작용을 점검한다. 치료가 끝난 뒤 바로 결과가 확인되는 것은 아니며, 보통 1~2개월이 지난 후 영상 검사를 통해 효과를 평가하게 된다.

췌장암 방사선 치료의 부작용

췌장암 방사선 치료는 전신에 영향을 주는 항암 치료와는 달리, 방사선을 국소적으로 조사하는 치료이다. 하지만 치료 부위가 상복부(췌장 주변)인 만큼, 간·위·십이지장·소장 등 소화기관과 관련된 부작용이 나타날 수 있다. 부작용의 정도는 치료 선량, 치료 기간, 환자의 전신 상태, 항암 치료 병행 여부에 따라 달라진다.

급성 부작용 (치료 중~치료 후 3개월 이내)

급성 부작용은 치료 기간 중이나 치료가 끝난 직후 주로 나타난다. 대부분 시간이 지나면서 자연스럽게 호전되며, 약물이나 생활 조절로 증상을 완화할 수 있다. 대표적인 증상은 다음과 같다.

- **식욕 감소**: 음식을 먹고 싶은 의욕이 줄어 체중이 감소할 수 있음.
- **오심·구토**: 위장관 자극으로 메스꺼움이나 구토 발생
- **속쓰림·소화불량**: 위장관 자극으로 복부 팽만감이나 불편감 동반
- **복통**: 종양 부위나 주변 장기에 방사선이 조사되면서 발생
- **설사**: 장운동이 빨라지거나 장벽이 자극을 받아 발생
- **피부 변화**: 방사선이 지나간 피부가 건조해지거나 붉어짐.
- **혈액학적 변화**: 드물게 혈액세포 수치가 일시적으로 감소

만성 부작용 (치료 종료 3개월 이후)

만성 부작용은 드물게 나타나며, 방사선으로 손상된 조직이 잘 회복되지 않아 발생한다. 주로 위장관과 관련된 합병증이 많다.

- 위장관 궤양, 염증, 천공
- 장폐색, 장출혈

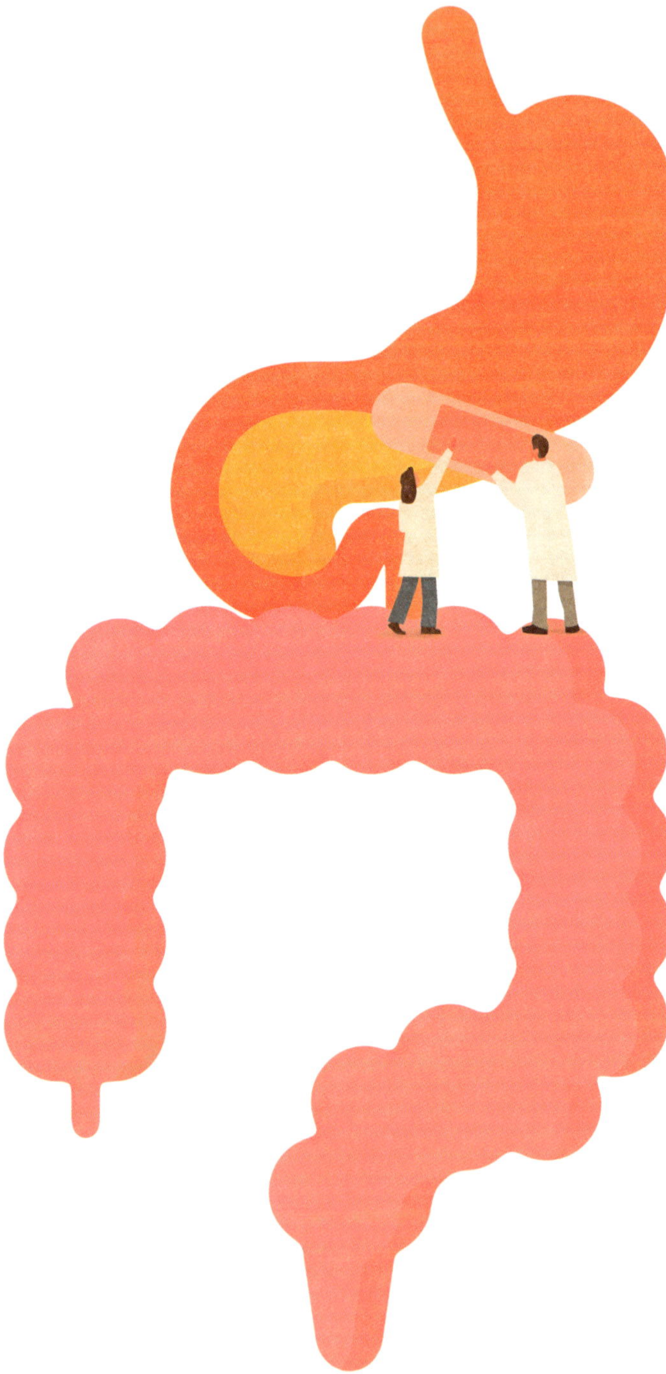

- 드물게 누공(장기 사이 비정상적 연결 통로)

이런 경우 복통, 체중 감소, 흑색변·혈변 등이 나타날 수 있으며, 증상이 지속되면 반드시 의료진과 상의해야 한다.

부작용 예방과 관리

부작용을 줄이기 위해 치료 과정에서 몇 가지 생활 습관 관리가 중요하다.

- 치료 전에는 과식이나 기름진 음식, 자극적인 음식은 피하고 일정 시간 금식을 유지한다.
- 부드럽고 소화가 잘되는 음식을 섭취한다.
- 수분을 충분히 보충하고 규칙적인 식사를 한다.
- 오심·구토가 심한 경우 항구토제를 미리 복용한다.

또한 치료 기간에는 정기적으로 의료진과 상담하여 증상을 공유하는 것이 좋다. 필요한 경우 추가 검사를 통해 조기에 대처할 수 있다.

07

췌장암의 개인 맞춤형 약물 치료

-항암제, 표적치료제, 면역치료제

이충근 연세암병원 췌장담도암센터 교수(종양내과)

이상헌 연세암병원 췌장담도암센터 교수(종양내과)

암의 유전적 특성과 면역 환경은 환자마다 다르다. 따라서 모든 환자에게 똑같은 치료를 적용하는 것보다 개별 특성에 맞는 맞춤형 치료가 더욱 효과적일 수 있다. 최근에는 암세포의 특정 유전자 변이나 면역 특성을 분석하여, 이를 표적으로 하는 약물을 사용하는 '정밀의학(Precision Medicine)'이 활발히 연구되고 있고, 많은 암종에서 다양한 표적치료제와 면역항암제가 개개인의 유전적 특징을 기반으로 사용되고 있다. 다만 췌장암은 아직 이러한 유전적 특징보다는 환자의 상태나 췌장암 자체의 범위에 따른 세포독성 항암제가 치료의 중심이다.

세포독성 항암제

췌장암은 예후가 가장 나쁜 암종 중 하나로, 2018~2022년 우리나라

통계에 따르면 5년 상대생존율이 약 16.5%에 불과하다. 실제로 췌장암을 진단받은 환자의 90% 이상이 췌장암으로 사망하게 되고, 이들 중 약 70%는 진단 당시 전이성 병기(4기)로 발견된다. 이러한 특성 때문에 조기 발견과 치료가 어렵다.

이는 특히 췌장암이 췌장 주변의 주요 혈관을 자주 침범하기 때문인데, 이러한 혈관 침범 정도에 따라 근치적 수술이 가능한지가 결정된다. 만약 종양이 주요 혈관을 넓게 감싸거나 침범한 경우, 수술 중 출혈이나 합병증 위험이 높아져 안전한 절제 자체가 불가능해질 수 있다. 따라서 췌장암 치료에서는 단순히 병기보다도, 영상 검사를 통해 종양이 주요 혈관과 어떻게 위치해 있는지를 평가하고 절제 가능성을 판단하는 것이 치료 전략의 핵심이 된다.

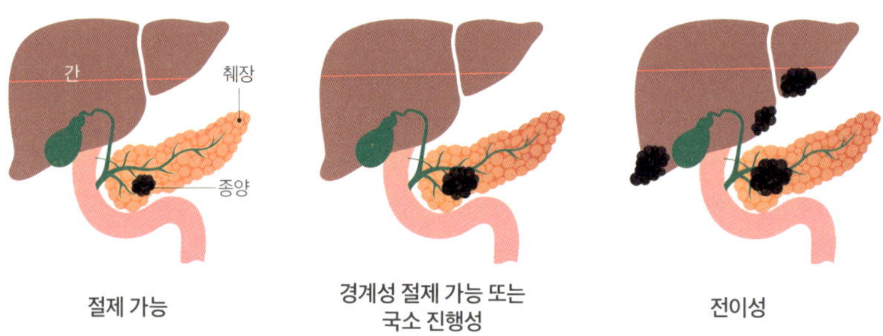

[그림 7-1] 췌장암의 절제 가능성에 따른 분류

절제 가능 췌장암

췌장암은 조기 발견이 어려워 진단 당시부터 수술이 힘든 경우가 많지만, 만약 주변 혈관과 닿아 있지 않은 '절제 가능' 췌장암이라면 수술이 가장 중요한 치료법이 된다. 이 경우, 암을 완전히 제거하는 근치적 절제를 목표로 수술을 먼저 시행한다.

하지만 수술만으로는 재발률이 높고 생존율 향상에 한계가 있기에, 수술 후 항암 치료(보조 항암 치료)가 표준치료로 권고된다. 표준 보조 항암 치료는 세 가지 항암제(5-FU, Irinotecan, Oxaliplatin)를 병합한 폴피리녹스(FOLFIRINOX)라는 고강도 요법이다. 이는 체력이 좋은 75세 미만 환자에게 권장된다. 고령이거나 체력이 약한 환자에게는 '젬시타빈(Gemcitabine)+젤로다(Xeloda, 성분명: 카페시타빈Capecitabine)', 혹은 젬시타빈 단독 요법도 고려할 수 있다.

경계성 절제 가능 췌장암

췌장암이 주변 혈관을 일부 침범한 경우, 처음부터 수술을 시도하면 재발 위험이 높아진다. 이런 '경계성 절제 가능' 췌장암의 경우, 수술 전에 항암제를 먼저 투여하는 선행 보조 항암 치료를 통해 종양 크기를 줄이고, 수술 성공률을 높이며, 미세전이를 조절할 수 있다. 단, 이는 전신 상태가 좋고 항암 치료를 잘 견딜 수 있는 경우에 추천된다.

국소 진행성 췌장암

종양이 주변 주요 혈관(상장간막동맥, 복강동맥 등)을 광범위하게 감싸 수술이 불가능한 상태인 '국소 진행성' 췌장암의 경우, 항암 치료를 통해 종양이 줄어들고 혈관 침범이 감소하면 수술로의 전환을 시도할

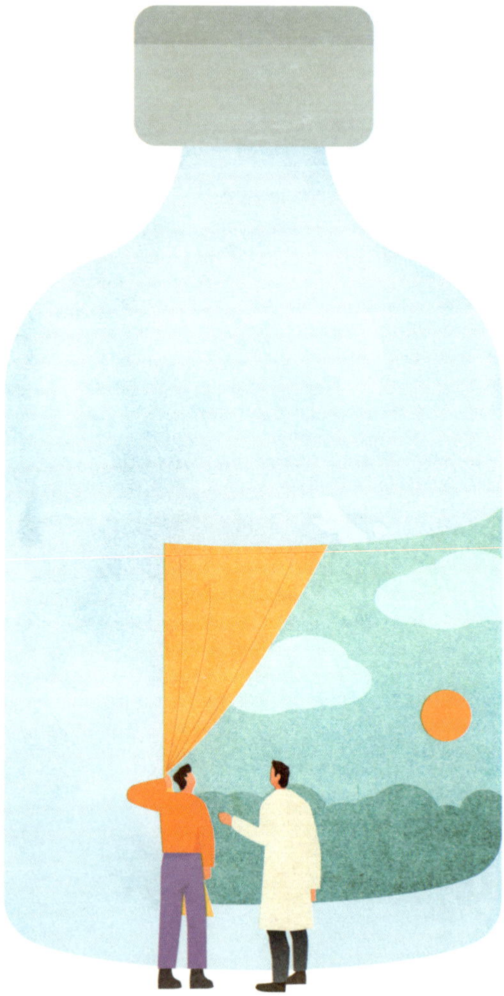

수 있다.

선택할 수 있는 대표적인 항암요법은 '폴피리녹스' 또는 '젬시타빈+아브락산(Abraxane, 성분명: nab-Paclitaxel[알부민 결합 파클리탁셀])'이다. 다만 선택할 수 있는 두 항암요법 모두 독성이 있어서 전신 상태가 좋은 환자들에게 우선 고려하고, 고령이거나 동반 질환이 있는 경우에는 개별화된 접근이 필요하다.

전이성 췌장암

암이 간, 복막 등 다른 장기로 전이된 상태로 수술이 불가능한 '전이성' 췌장암의 경우, 항암화학 요법이 생존 연장의 유일한 치료법이다. 대표적인 1차 치료는 '폴피리녹스'와 '젬시타빈+아브락산'의 두 가지다.

항암 치료 선택은 단순히 병기와 절제 가능성뿐 아니라 환자의 나이, 전신 상태까지 종합적으로 고려해야 한다. 75세 이하의 전신 상태가 좋은 환자에게는 폴피리녹스가 우선 권고된다. 그러나 75세가 넘거나 전신 상태가 양호하지 못한 환자에게는 '젬시타빈+아브락산' 또는 젬시타빈 단독이 더 적합하다.

최근 전이성 췌장암의 1차 치료 옵션으로 나노리포좀이리노테칸(Nanoliposomal Irinotecan, 상품명: 오니바이드Onivyde) 기반의 3제 요법인 날리리폭스(NALIRIFOX)가 생존율 향상을 입증하였는데, 날리리폭스는 같은 3제 요법인 폴피리녹스에 비하여 혈액학적 독성도 적어 새로운 1차 표준 치료 선택지로 자리를 잡아 가고 있다.

1차 치료에 내성이 생긴 이후로는 사용하지 않은 1차 치료 약제를 사용하거나, 2차 치료 이상에서 생존율 향상을 입증한 나노리포좀 이리노테칸과 5-플루오로우라실(5-fluorouracil) 병합요법을 사용할 수 있다. 그 외에도 일본과 아시아 지역에서 사용되는 경구제인 S-1은 젬시타빈과 비교하여 비열등하거나 우월한 효과를 입증하여 전신 상태가 양호하지 못하거나 고령인 환자에게 적용해 볼 수 있는 경구 항암제 선택지로 고려할 수 있다.

표적치료제 및 면역항암제

표적치료제는 암세포에서만 나타나는 특정 유전자 변이 또는 단백질을 공격하여, 건강한 세포에는 영향을 최소화하면서 암세포를 선택적

[표 6-1] 췌장암에서 사용 가능한 주요 표적치료제

유전자 변이	설명	표적치료제 예시
BRCA1/2	유전적 DNA 복구 기능 이상	올라파립(Olaparib)
NTRK 융합	매우 드물지만 발견되면 효과적	라로트렉티닙(Larotrectinib)
CLDN18.2 과발현	췌장암/위암 특이적 단백질	연구 중 [졸베툭시맙(Zolbetuximab) 등]
NRG1 융합	드물게 발견되는 암 유발 유전자	연구 중 [제노쿠투주맙(Zenocutuzumab) 등]
KRAS 돌연변이	췌장암의 대표적 암 유발 유전자	연구 중[소토라십(Sotorasib) 등]

으로 제거하는 약물이다. 표적치료제는 정밀 유전자 검사(NGS 검사)를 통해 본인에게 해당 변이가 있는 경우에만 사용할 수 있다.

췌장암 환자의 약 5% 정도에서는 BRCA1/2 유전자에 돌연변이가 발견될 수 있다. 이 돌연변이가 있는 환자는 기존 항암 치료에 잘 반응한 경우, 항암 주사를 일정 기간 받은 뒤 올라파립(경구 표적치료제)으로 치료를 이어갈 수 있다. 이는 '유지 요법'이라고 하며, 부작용이 비교적 적고 집에서 복용할 수 있다는 장점이 있다. 특히 BRCA 돌연변이는 가족 중 암 병력이 많은 경우 발견될 가능성이 높기 때문에, 해당하는 환자라면 NGS 유전자 검사를 꼭 고려해 볼 수 있다.

한편, 췌장암 환자의 약 90%에서는 KRAS라는 유전자에 돌연변이가 발견되며, 이는 췌장암을 유발하는 주요 원인 중 하나로 알려져 있다. 기존에는 이 KRAS 돌연변이를 겨냥한 약물이 없었지만, 최근에는 KRAS 돌연변이를 표적으로 하는 새로운 표적항암제들이 빠르게 개발되고 있으며, 여러 임상시험이 활발히 진행 중이다.

아직까지는 췌장암에서 널리 사용되는 표적치료제가 많지 않지만, 새로운 약물들이 좋은 반응을 보이고 있으므로 앞으로의 치료에 대한 기대가 크다.

환자 사례

50세 여자 환자로, 가족 중 암 환자가 다수 있고, NGS 검사상 BRCA1 유전자 돌연변이가 발견된 췌장암 환자의 예를 들어 보자.

수술 후 간으로 재발하였으나 폴피리녹스 4개월 진행 후 올라파립 경구 표적치료제로 전환, 이후 2년 이상 암의 진행 없이 유지 중이다.

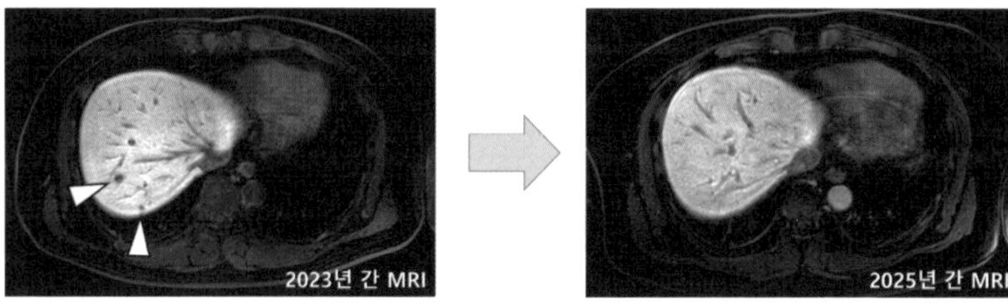

[그림 7-2] 환자 사례

면역항암제는 환자의 면역세포가 암세포를 인식하고 스스로 공격할 수 있도록 돕는 약물이다. 기존 항암제처럼 직접 암세포를 죽이는 방식이 아니라, 몸속 면역체계를 활성화시켜 암과 싸우게 만드는 치료이며, 이미 여러 암종에서 표준 치료로 사용되고 있다. 하지만 췌장암에서는 아직 면역항암제가 뚜렷한 효과를 입증받지 못한 상태이다.

드물게, 유전자 검사나 암 조직의 면역염색 검사를 통해 MSI-high 또는 dMMR(고빈도-현미부수체 불안정성)이 확인되는 경우가 있는데, 이는 DNA 복제 과정 중 오류가 제대로 교정되지 않음을 의미하며, 이로 인해 면역세포가 암세포를 더 쉽게 인식할 수 있게 된다. 이러한 경우에는 펨브롤리주맙(Pembrolizumab, 상품명: 키트루다Keytruda) 같은 면역항암제가 효과를 보일 수 있다.

이처럼 개인 맞춤 치료의 대표인 표적치료제와 면역항암제는 아직 췌장암에서는 적용 가능한 대상이 많지 않다. 하지만 최근에는 새로운

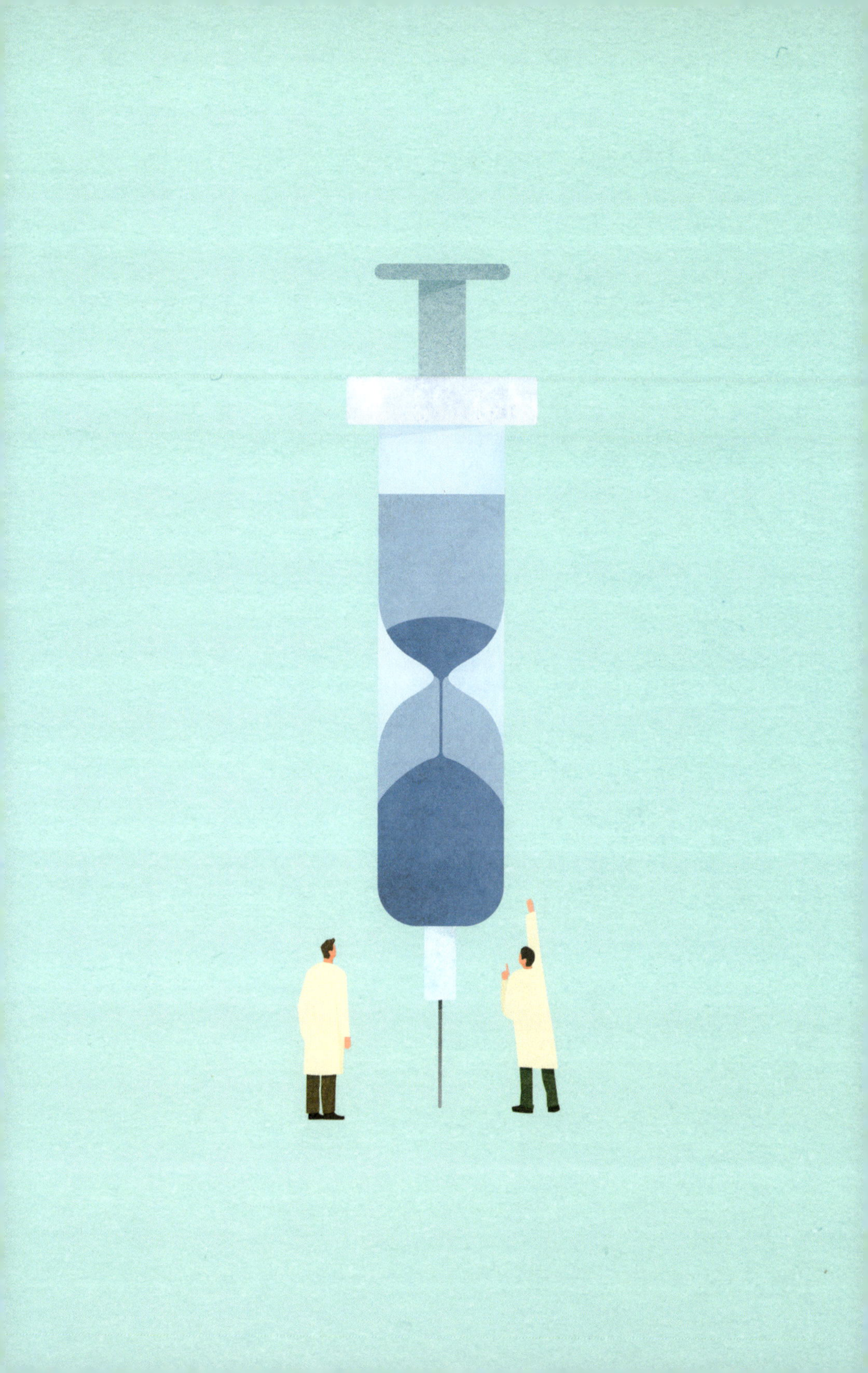

표적과 약물이 계속 개발되고 있고, 관련 임상시험도 활발히 진행 중이다. 따라서 의료진과 상담을 통해, 더욱 나은 치료 효과를 기대할 수 있는 신약 임상시험 참여 여부를 알아보는 것도 도움이 될 수 있다.

08

췌장암 환자의 항암 치료 부작용

최혜진 연세암병원 췌장담도암센터 교수(종양내과)

항암약물 치료는 주사약이나 먹는 약을 이용하여 암을 치료하는 것으로 전신에 퍼져 있는 암세포에 작용하는 전신적인 치료 방법이다. 항암약물 치료에서 가장 중요한 것은 계획된 치료를 일정에 맞게 받고, 부작용이 생기면 관리하는 것이다. 따라서 부작용에 대해 잘 이해하고, 미리 예방해야 하며, 또한 부작용이 발생했을 때 올바른 관리 방법을 알고 있어야 한다.

항암약물 치료의 목적과 투여 방법

항암약물 치료는 다음과 같은 목적으로 시행한다.

- 수술 전 암의 크기를 줄이기 위해

- 수술 후 남아 있을 수 있는 암세포를 제거하거나 재발을 막기 위해
- 완치를 기대할 수는 없으나 암의 진행을 막아 생존 기간을 연장하고 암으로 인한 증상을 완화시켜 삶의 질을 높이기 위해

항암약물은 약물의 종류에 따라 다양한 방법으로 투여할 수 있다.

먹는 약 vs 주사약

대부분의 약물은 먹는 약이나 주사약의 형태로 투여한다. 그 외에도 동맥(수액), 국소적 주입(근육, 피내, 척수액, 흉강 내로 투입) 형태로 투여하기도 한다.

병용 투여

항암제는 단독으로, 또는 여러 가지 약제를 동시에 투여하는 병용 요법으로 사용한다. 환자에게 적절한 용량을 결정하여 투여하며, 환자의 상태를 관찰하여 용량을 증감하게 된다.

투여 기간과 투여 주기

주사항암제의 치료 기간은 대개 1~5일 정도이며 이러한 치료를 3~4주 간격으로 반복 시행한다. 약물에 따라 1~2주 간격으로 투여하기도 한다. 먹는 항암제는 매일 복용하거나 일정 기간을 휴식할 수도 있다.

항암약물 치료는 정상 세포에도 영향을 미치기 때문에 항암제를 투여하고 1~2주를 쉬어 정상 세포가 회복되기를 기다린다. 회복 기간

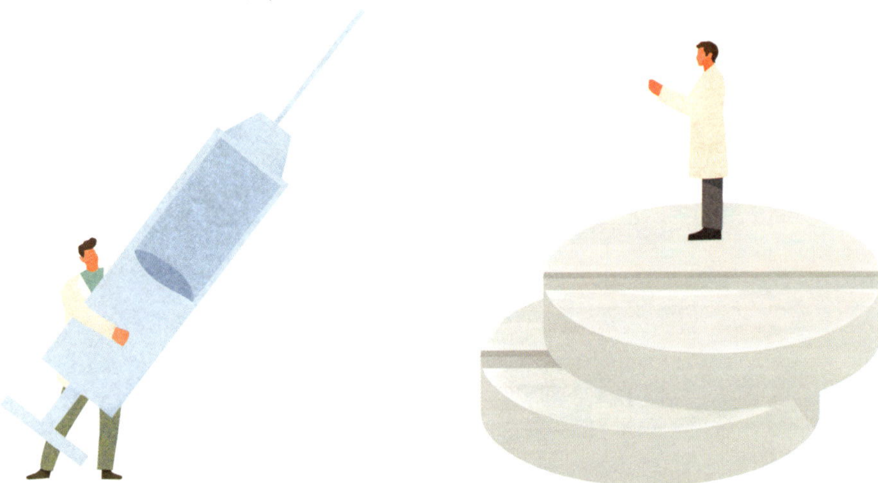

은 개인차가 있어 환자마다 다를 수 있다.

항암 치료의 효과는 일반적으로 신체검진과 진단적 검사(혈액 검사, 엑스레이, CT, MRI, PET) 등을 통해 확인할 수 있다. 치료 기간은 치료 목적에 따라 다른데, 치료 효과와 질병의 경과에 따라 결정되게 된다.

항암약물 치료의 부작용

항암제는 암세포를 공격하기 위해 투여하지만 암세포와 비슷한 특성을 가진, 빠르게 자라는 일부 정상 세포들도 항암제의 영향을 받아 피할 수 없는 부작용이 발생하게 된다.

항암제의 종류, 용량, 치료 기간에 따라 나타나는 부작용이 다르며, 같은 항암제를 같은 용량으로 투여하더라도 환자마다 부작용의 정도가 다르게 나타날 수 있다.

때때로 사람들은 부작용이 생기지 않으면 약이 작용하지 않는다고 생각하는 경우가 있는데 이는 틀린 생각으로, 부작용의 유무와 치료 효과는 전혀 별개의 문제이다.

항암약물 치료의 일반적인 부작용은 다음과 같다.

골수 기능 감소

항암약물 치료는 골수(혈액을 만들어 내는 장기)에 영향을 주어 백혈구, 적혈구, 혈소판 생성을 방해한다.

백혈구 감소증과 감염

백혈구는 우리 몸에 들어오는 세균에 대한 방어막 역할을 하는 세포인데, 백혈구 수치가 감소하면 균에 대한 몸의 저항성이 약화되고 사소한 염증도 악화되어 폐렴이나 장염, 패혈증에 걸릴 수 있다. 백혈구 수치는 항암약물 치료 1~2주 후에 감소할 수 있다.

폴피리녹스 레지멘(FOLFIRINOX Regimen)의 경우 백혈구 저하증과 관련된 부작용 위험이 높으므로, 예방적으로 과립구 집락 자극인자(G-CSF) 투여를 권장하고 있다. 항암제 종료 24시간 후에 일반적으로 G-CSF를 피하주사해 백혈구 감소증을 예방하고자 한다.

이렇게 해 보세요

- 비누를 이용해서 자주 손을 씻는다.
- 음식 섭취 후, 자기 전 양치를 한다.
- 가글 용액으로 자주 입을 헹군다.
- 틀니를 사용한다면 매일 씻고 깨끗한 용액에 담근다.
- 사람이 많이 모이는 장소에 갈 때는 마스크를 쓴다(극장, 백화점, 시장 등).
- 배변 후에는 항문을 씻는다.
- 생화나 화분은 방 안에 두지 않는다.

- 육류와 생선은 익혀서 먹는다.
- 채소와 과일은 충분히 씻어서 먹는다.
- 세수, 샤워로 피부를 깨끗하게 유지하고 보습제를 발라 피부가 건조해서 갈라지는 것을 방지한다.
- 전염성 질환(감기, 홍역, 수두 등)을 앓는 사람은 가급적 만나지 않는다.
- 변비가 생기지 않도록 하고, 변비가 생겼을 경우 의사의 처방 없이 좌약이나 관장을 하지 않는다.

* **[주의]** 열이 날 때 임의로 해열제를 복용하지 않는다.

적혈구 감소증과 빈혈

적혈구가 부족하면 빈혈이 생길 수 있다. 빈혈이 생기면 우리 몸에 산소가 충분히 공급되지 못하기 때문에 무기력감, 피곤함을 느끼고 어지럼증, 숨이 차는 증상이 생길 수 있다.

이렇게 해 보세요

- 활동과 활동 사이에 자주 휴식을 취한다.
- 피로감을 느낄 때는 활동량을 줄인다.
- 과도한 일은 피하고 무거운 것을 들지 않으며, 힘든 활동을 할 때는 주위에 도움을 요청한다.
- 갑작스럽게 일어날 때 어지러움을 느낀다면 천천히 움직인다.
- 육류와 푸른 잎 채소를 통해 철분 섭취를 늘린다.

혈소판 감소증과 출혈

혈소판은 출혈이 생겼을 때 피를 멈추게 하는 역할을 하므로, 혈소판이 감소하면 쉽게 멍이 들거나 출혈이 생길 수 있다.

이렇게 해 보세요

- 부드러운 칫솔, 전기면도기를 사용한다.
- 변비가 심할 때는 주치의와 상의하여 변비약을 먹는다.
- 발치 등 치과 치료가 필요하다면 주치의와 상의한다.

오심, 구토

오심(울렁거림), 구토는 항암약물 치료 중에 나타나는 주된 증상이다. 정도의 차이는 있지만 대부분의 항암제가 오심, 구토를 일으킬 수 있다.

대개 항암제를 투여한 후 1시간에서 길게는 8시간 후에 증상이 나타나기 시작하며, 항암제 투여 후 1주까지도 오심, 구토가 있을 수 있다.

오심과 구토는 증상이 생기기 전에 예방하는 것이 효과가 좋다. 항구토제를 적절히 복용하는 것이 오심, 구토 예방에 가장 중요하다.

이렇게 해 보세요

- 항구토제는 처방받은 용법, 용량을 잘 지켜서 복용한다.
- 음식 냄새가 남아 있지 않도록 자주 환기를 한다.
- 처방받은 가글이나 맑은 물로 입안을 자주 헹군다.
- 언제, 어떤 이유로 오심이 생기는지 관찰하고 피하도록 해 본다.

- 음악이나 게임, TV, 명상, 요가 등을 이용하여 관심을 다른 곳으로 돌리거나 잠을 자는 것도 좋다.
- 구토가 진정되면 얼음조각이나 수분을 섭취하여 탈수를 예방하고 맑은 미음부터 조금씩, 자주 먹고 점차 적응되면 죽, 밥 등으로 바꾸어 본다.

설사

항암약물 치료가 장을 이루고 있는 세포에 영향을 주어 수분 흡수가 제대로 되지 않으면 설사가 생길 수 있다. 항암제로 인한 설사는 지사제를 복용하여 멈추게 해야 전해질 불균형, 탈수 등의 합병증을 막을 수 있다.

설사가 호전되지 않고 열이나 복통을 동반하는 경우에는 반드시 의료진을 방문해야 한다.

이렇게 해 보세요

- 하루에 4회 이상 물 같은 변이 나오면 처방받은 지사제를 복용한다.
- 갑자기 설사할 때는 음식 섭취를 중단하고 맑은 미음이나 보리차 등을 마셔 탈수를 예방한다.
- 설사가 호전되면 부드럽고 소화가 잘되는 음식 위주로 소량씩 자주 식사한다.
- 전해질을 보충할 수 있는 고깃국, 바나나, 찐 감자 등을 섭취한다.
- 섬유질이 많은 채소, 딱딱한 식품, 기름진 식품은 피한다.
- 커피, 홍차 등 카페인이 들어 있는 음료와 탄산음료 등은 먹지 않는다.
- 설사가 심할 때는 우유나 유제품의 섭취를 피한다.

변비

주로 다음과 같은 경우에 변비가 생긴다.

- 음식 섭취, 수분 섭취, 섬유질 섭취가 부족한 경우
- 계속 누워 있어서 활동량이 부족해지는 경우
- 배변 시 항문 주위에 통증이 느껴져 배변하지 않으려고 하는 경우
- 장폐색과 같은 의학적 원인, 특정 항암제, 마약성 진통제와 같은 약물을 사용한 경우

이렇게 해 보세요

- 일정한 시간에 배변하도록 규칙적인 습관을 들인다.
- 물을 충분히 마신다(하루 8~10컵).
- 물뿐만 아니라 국, 오이냉국, 동치미, 수프 등 수분을 많이 함유한 음식과 주스, 스포츠음료 등도 도움이 된다.
- 아침 기상 직후에 차가운 물을 마시면 장운동에 도움이 된다.
- 섬유질이 많은 식품을 자주 먹는다(예: 잡곡류, 생과일, 생채소, 해조류, 견과류 등).
- 장운동을 위해 걷기 등 가벼운 운동을 한다.
- 배를 부드럽게 마사지하는 것도 장운동에 도움이 된다.

*** [주의]**

- 대변을 볼 때 무리하게 힘을 주지 않는다.
- 필요시 처방받은 변비약을 적절히 복용한다.
- 의사와 상의 없이 좌약 사용, 관장을 하면 위험하다. 특히 항암약물 치료 7~10일 후 백혈구 수가 감소할 때는 심한 설사나 감염을 일으킬 수 있다.

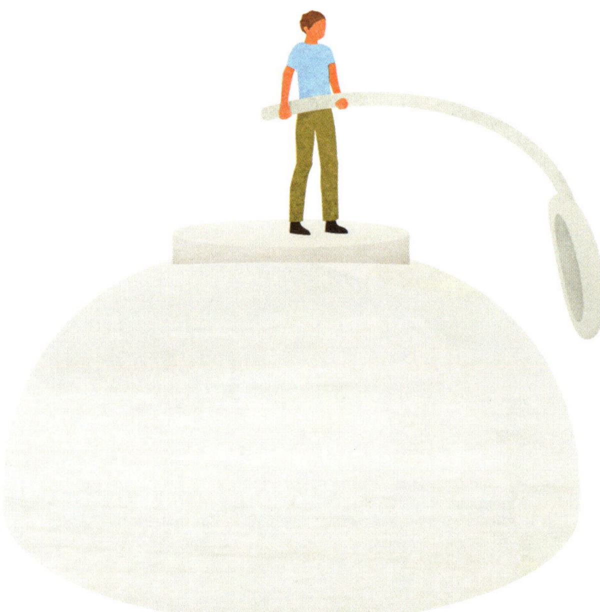

식욕 저하

식욕 저하(입맛 없음)는 암에 의해서 직접적으로 발생하거나 치료 과정에서 나타나는 가장 흔한 증상이다. 원인은 아직 밝혀지지 않았지만 암 치료에 의해 생길 수 있고, 암 자체에 의해 생길 수도 있으며, 막연한 두려움이나 우울한 감정 때문에 나타나기도 한다.

이렇게 해 보세요

- 규칙적으로 체중을 측정한다.
- 식사 시간에 얽매이지 말고, 먹고 싶을 때 조금씩 자주 먹는다.
- 수시로 먹을 수 있도록 손이 닿는 곳에 쉽게 먹을 수 있는 음식을 준비해 둔다(예: 치즈, 요플레, 크래커, 빵, 떡, 고구마, 감자, 옥수수, 과일 등).
- 식사할 때는 물을 조금만 마시고, 식전이나 식후 1시간 정도 간격을 두고 마신다.
- 음식을 먹기 힘들면 여러 가지 식품들을 골고루 넣어 주스나 수프로 만들어 먹거나, 시중에 나와 있는 영양 보충 음료 등을 이용한다.
- 가벼운 산책 등 규칙적인 운동을 하여 식욕을 돋우도록 한다.
- 가급적 혼자 식사하지 말고 가족들과 어울려 식사한다.
- 의료진과 상의하여 입맛촉진제를 투여할 수도 있다.

구내염(입안이 허는 증상)

항암약물 치료로 구강 점막 세포가 파괴되면 입안에 염증이 생길 수 있는데, 이를 구내염이라고 한다. 입안, 목 안, 잇몸이 빨갛게 부어오르며 침을 삼키기 힘들거나, 입안이 건조하거나 갈라지고 백태·염증·궤양이 생기며, 입안의 출혈, 입안의 통증이 심해져 음식 섭취가 어려워지는 등의 증상이 나타난다. 구내염은 대부분 4~7일 사이에 발생한다.

이렇게 해 보세요

- 식후 양치를 하고 양치 후 처방받은 가글을 사용한다(시중에서 판매하는 알코올 성분이 있는 구강청결제는 구강을 건조하게 하고 입안을 자극하여 통증을 유발할 수 있다).
- 입술이 촉촉하도록 바셀린이나 립밤을 자주 바른다.
- 부드러운 음식을 섭취하고 맵거나 거친, 자극적인 음식을 피한다.
- 의치는 식사할 때만 착용하며, 꽉 끼는 의치는 하지 않는다.
- 항암약물 치료나 방사선 치료 시작 전 치아, 잇몸 상태 등에 대해 의료진과 미리 상의하면 도움이 된다.
- 흡연, 음주는 피한다.
- 의료진이 제한하지 않는 한 물을 충분히 마신다(하루 8~10컵 이상).
- 식사할 때 통증을 줄이기 위해 주치의와 상의해 식사 전 진통제를 투여할 수 있다.

손발 저림(말초신경병증성 통증)

항암제에 따라서는 신경계에 부작용을 일으킬 수 있다. 가장 흔한 증상은 말초신경(손끝, 발끝)에서 일어나는데, 이를 말초신경병증이라 한다.

흔히 나타나는 증상으로는 손발의 불편감과 감각 저하나 무감각해짐, 손발이 저리거나 화끈거림, 차가운 것에 노출되면 손발 저림이나 통증이 증가함, 그리고 근육통·허약감·피로감 증가 등이 있다. 작은 물건 집기나 단추 채우기가 잘 안 되거나 걷는 자세가 불안정하고 걷는 것이 어려울 수도 있다.

말초신경병증은 항암약물 치료가 끝나더라도 쉽게 회복되지 않는다. 회복에 수개월 이상이 걸리고, 때로는 수년 동안 지속되기도 한다. 증상이 심해지기 전에 약물 용량을 조절하거나 증상을 완화시키는 약을 처방받아야 한다.

이렇게 해 보세요

- 당뇨병이 있으면 혈당 조절에 신경을 쓴다. 고혈당은 손발 저림을 악화시킬 수 있다.
- 손 비비기, 주먹을 쥐었다가 폈다 하는 동작을 한다.
- 화상을 입지 않도록 주의한다.
- 추위나 찬 것에 노출되는 것을 피한다.
- 손발을 항상 깨끗이 씻고, 손발톱을 자를 때 상처가 나지 않도록 주의한다.
- 수염을 깎을 때는 전기면도기를 사용한다.
- 부드러운 면양말을 신는다.
- 앞부분이 뾰족하고 딱딱한 신발은 피한다.
- 실내에서는 실내화를 신는 것이 도움이 된다.
- 걷는 것이 힘들 경우 넘어지지 않도록 주의한다.

피부 문제

수족증후군

수족증후군은 항암 치료 후 손과 발이 붓고 저리거나, 감각이 이상해지면서 가렵고 붉어지는 피부 이상 반응이다. 이는 일부 항암제가 원인이 되어 발생한다.

이렇게 해 보세요

- 항암약물 치료 시작 전 전신 피부 상태를 검사하고 손발에 심한 각질이나 굳은살이 있는지 살펴본다.
- 손발톱을 위생적으로 관리한다.
- 보습 크림을 자주 바른다.
- 수족증후군이 생기면 상처 및 피부 건조를 막을 수 있도록 면장갑과 면양말을 착용한다.

발진, 가려움증

피부 발진은 피부나 점막 등에 작은 종기나 염증이 생기는 것을 뜻한다. 항암약물 치료로 피부가 건조하고 가려운 증상이 생길 수 있다. 피부 발진은 항암제의 종류, 용량, 환자의 피부 상태에 따라 다르게 나타난다. 표적치료제를 사용하는 경우 여드름성 발진이 얼굴과 가슴, 등, 팔에 나타날 수 있다.

이렇게 해 보세요

- 향이 강하지 않고 자극적이지 않은 순한 비누를 사용한다.
- 목욕 후 보습 효과가 있는 로션을 바른다.
- 가려울 때는 긁지 말고 주치의에게 처방받은 약을 바르거나 복용한다.
- 강한 햇빛이나 열을 피한다(모자, 긴소매 옷, 자외선 차단제를 사용).
- 피부를 시원하게 유지한다.

- 면과 같은 부드러운 섬유로 된 옷을 입고 꽉 끼는 옷은 피한다.
- 물을 많이 마시고 술, 커피, 카페인 음료를 피한다.
- 발적이 있는 피부에 압박을 가하는 것을 피한다.

손톱, 발톱의 변화

항암제의 영향으로 손톱이나 발톱이 검은색으로 변하거나 흰색 줄이 생길 수 있으며, 깨지거나 건조해지고 갈라지고 들릴 수도 있다. 시간이 지나면 호전되지만, 이 과정에서 감염되거나 손톱, 발톱이 완전히 빠질 수 있으므로 증상이 심할 경우 의료진에게 알린다.

이렇게 해 보세요

- 손톱, 발톱을 너무 짧게 깎지 않는다.
- 건조하지 않도록 로션을 자주 바른다.
- 매니큐어, 인공 손톱은 피한다.

탈모

모든 항암제가 탈모를 유발하지는 않으며, 탈모의 정도는 항암제의 종류, 용량, 투여 기간, 모발의 상태에 따라 달라질 수 있다.

탈모가 시작되기 전이나 탈모 증상이 일어날 때 두피 건조, 쓰라림, 가려움, 피부 붉어짐이 나타날 수 있다. 가장 흔한 탈모 부위는 두피이지만 수염, 눈썹, 속눈썹, 겨드랑이, 치모 등 몸의 어디에서든 발생할 수 있다. 탈모는 항암제 투여 2~3주 후에 시작된다. 일반적으로 항암약물 치료로 인한 탈모는 약물치료 중단 3~6개월 후에 회복된다. 다시 자란 모발은 색상, 구조, 형태가 변할 수 있다.

이렇게 해 보세요

- 알코올 성분이 함유되지 않은 향이 적은 샴푸를 사용한다.
- 부드러운 빗을 사용하고 빗질을 강하게 하지 않는다.
- 고온의 헤어드라이기, 염색, 파마를 피한다.
- 모자, 두건, 스카프, 자외선 차단제로 두피를 보호한다.
- 속눈썹이 가늘어지거나 완전히 빠진다면 선글라스와 안경으로 눈을 보호한다.

성기능 변화와 불임

항암약물 치료 중 성욕 감소, 질 건조증, 성교 시 통증, 성적 흥분 감소, 발기부전 등의 문제를 경험할 수 있다.

항암약물 치료를 받고 있더라도 성생활은 가능하다. 단, 주치의가 백혈구 수치가 낮다고 할 때는 성관계를 피해야 한다. 항암 치료 중에는 항암제로 인해 기형아 유발 가능성이 있으므로 반드시 피임한다. 월경이 없더라도 임신 가능성은 있으므로 피임을 한다.

항암제로 인해 무월경, 폐경 증상(열감, 질 건조)이 나타날 수 있다. 무월경은 회복될 수도 있으나 완전 폐경이 오기도 한다. 하지만 월경이 없다고 해서 난소 기능이 중단된 것은 아니다.

또한 항암 치료는 난소, 고환의 기능을 떨어뜨려 불임의 원인이 될 수 있으므로 항암제 투여 전 난소 기능 보호, 정자 보존이 필요할 수 있다. 따라서 자녀 계획이 있다면 항암제 투여 전 주치의와 상의를 해야 한다.

이렇게 해 보세요

- 성관계 시 없던 통증이 갑자기 발생하면 의료진에게 알린다.
- 평소 생리 양 이상의 출혈이 있을 때는 의료진에게 알린다.

일혈

혈관에서 주변 조직으로 약물이 새어 나가는 것을 '일혈'이라고 한다. 항암제가 새어 나가면 주변 조직에 손상을 주게 된다.

일혈의 증상으로는 주사가 새는 경우 타는 느낌, 찌르는 듯한 아픔, 다양한 강도의 통증을 느끼게 되고, 동시에 주사 부위가 붓고 빨갛게 변하는 것을 관찰할 수 있다. 시간이 지나면서 염증이 심해지기도 한다.

이렇게 해 보세요

- 일혈을 예방하기 위해서 치료 시작 전에 자주 사용하는 물건(휴지, 물, 휴대폰 등)은 혈관주사 반대편에 놓아둔다.
- 항암제가 주입되는 동안에는 손이나 팔의 움직임을 적게 한다.
- 수액줄이 잘 고정되어 있는지 자주 확인하고 수액줄이 당겨지지 않도록 한다.

- 주사를 다시 맞는 것이 힘들더라도 주사 부위의 통증, 불편함이 느껴지면 다시 꽂는 것이 좋다.
- 혈관이 약하다면 주치의와 상의하여 인공혈관(케모포트)을 삽입하는 것도 도움이 된다.

09

췌장암 환자의 암 통증 관리

최혜진 연세암병원 췌장담도암센터 교수(종양내과)

췌장암의 통증 관리

통증은 암 진단을 받은 환자의 대부분이 겪게 되는 흔한 증상이지만 환자를 무척 고통스럽게 한다. 환자들은 어딘가 불편하고 아픈 곳이 생기면, '암이니까 그렇겠지, 말해 봐야 소용없을 거야', '그냥 참자', 이렇게 생각하는 경우가 많다.

하지만 이런 생각들은 통증 조절을 더욱 어렵게 만든다. 통증이 있으면 적극적으로 이야기해서 통증의 원인을 찾고, 적절한 해결책을 찾는 것이 중요하다. 대부분의 통증은 충분히 조절될 수 있다.

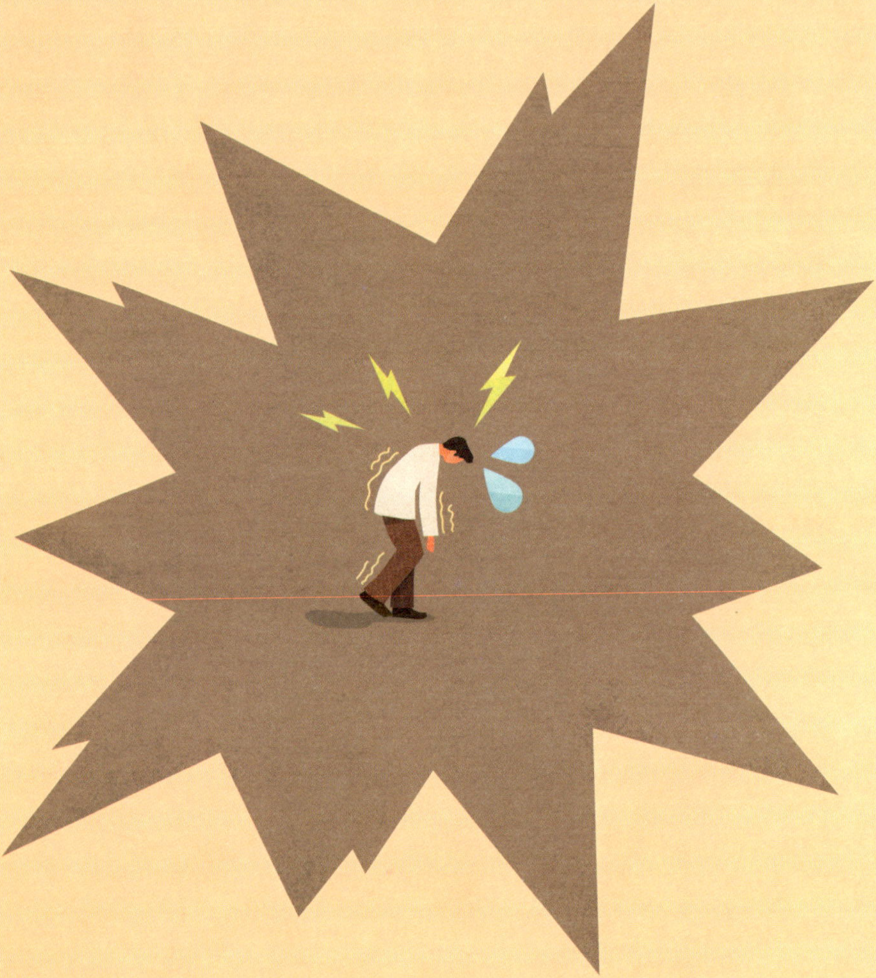

통증의 원인과 평가

통증의 원인

- 암세포가 뼈, 신경, 다른 장기를 눌렀을 때, 염증이 있을 때
- 암세포가 정상 세포에 퍼져 뼈, 장기, 근육 등이 손상되었을 때
- 수술, 방사선, 항암 치료에 따른 급만성 부작용
- 두통, 근육통, 그 외 다른 부위 통증 등 질병이나 치료와 관계없는 통증 등

통증의 평가

"당신의 통증은 10점 만점에 몇 점인가?"

- 통증 부위가 어디인가?
- 통증의 느낌이 날카로운가, 둔한가, 쑤시는가?
- 통증이 얼마나 오랫동안 지속되는가?
- 통증을 완화시키는 요인, 악화시키는 요인이 무엇인가?
- 현재 복용하고 있는 진통제는 무엇이며, 그것이 통증을 어느 정도 완화시켜 주는가?

이와 같은 통증 평가 질문을 해서 안 아프고 편한 상태가 '0점', 최악의 통증 상태가 '10점'일 때, 통증이 5점 이상이면 반드시 통증을 조절해야 한다.

통증의 조절

- **1단계**: 경도 통증(1-4점). 약한 통증을 조절하기 위해 비마약성 진통제인 아스피린, 타이레놀 등을 사용한다.
- **2단계**: 중간 정도 통증(5-6점). 마약성 진통제에 약한 마약성 약물을 추가하여 통증을 조절한다. 약한 마약성 약물은 코데인, 트라마돌(트리돌)이 있다.
- **3단계**: 심한 통증(7-10점). 통증이 지속되거나 심해질 때는 강한 마약성 진통제를 사용한다. 모르핀, 옥시콘틴, 펜타닐(듀로제식 패치) 등이 있다.
- **진통보조제**: 통증의 종류 및 통증 정도에 상관없이 진통제와 병용할 수 있다. 진통보조제로는 항경련제나 항우울제가 있다.
- **신경병증 통증**: 말초신경 손상일 때 나타나며, 저리거나 무딘 느낌, 무감각, 허약이 동반되는 통증으로 항경련제를 사용한다.

진통제 투여 방법

진통제 투여 방법에는 구강 투여, 패치, 피하주사, 정맥주사, 근육주사가 있다. 구강 섭취가 가능하다면 먹는 약으로 조절하는 것이 가장 좋다.

흔히 사용하는 진통제의 종류

구강 투여 옥시콘틴 서방정

- 지속 통증에 규칙적으로 복용하는 진통제이다.
- 12시간 지속 효과를 나타낸다.
- 1일 2회 복용으로 사용이 간편하다.

구강 투여 아이알코돈

- 갑자기 통증이 심해지는 경우에 사용한다(돌발 통증에 사용).
- 15~30분 이내에 진통 효과가 나타난다(속효성 진통제).
- 4~6시간 지속된다.

듀로제식 패치

- 가슴, 등, 살이 적은 부위의 피부에 붙이는 진통제이다.
- 72시간 지속 효과가 있다. 지속 통증에 사용한다.
- 처음 붙이는 경우 효과 발현까지 8~12시간이 걸린다.

피하주사-모르핀

- 투여하면 15~30분 이내에 효과가 발현된다.

정맥주사

- 투여하면 5분 이내에 효과가 발현된다.

지속적인 정맥주사 주입

- 먹는 약으로는 통증 조절이 안 되거나 구강 섭취가 불가능한 경우에 24시간 지속적으로 일정한 용량의 마약성 진통제를 정맥으로 주입하는 방법이다.

진통제로 인한 부작용 예방법

① **변비**: 가장 흔한 반응으로 과일, 야채, 물, 식이섬유의 섭취를 늘린다. 변비를 예방하기 위해 배변완화제나 하제 등을 함께 복용하는 것이 좋다.

② **오심, 구토**: 초기 투여에 많이 발생하지만 1~2주 정도 되면 사라지므로 걱정하지 말고, 심하면 담당 의사와 상의하여 항구토제 등을 사용한다.

③ **어지러움, 현기증**: 나이가 많은 환자에게 나타나는 경우가 많은데, 서서히 적용하면 수일 내에 대부분 없어진다.

④ **진정, 졸음**: 마약성 진통제를 투여할 때, 투여 초기일 때, 혹은 용량을 증가시키면 나타나는데 3~5일이 지나면 점차 줄어든다. 이럴 때는 운전이나 기계 조작 등을 피해야 한다.

⑤ **호흡곤란**: 진통제의 용량을 증가시킬 때 매우 드물게 나타날 수 있으며, 호흡수가 1분에 10회 이하이면 약을 중단하고 의료진에게 알린다.

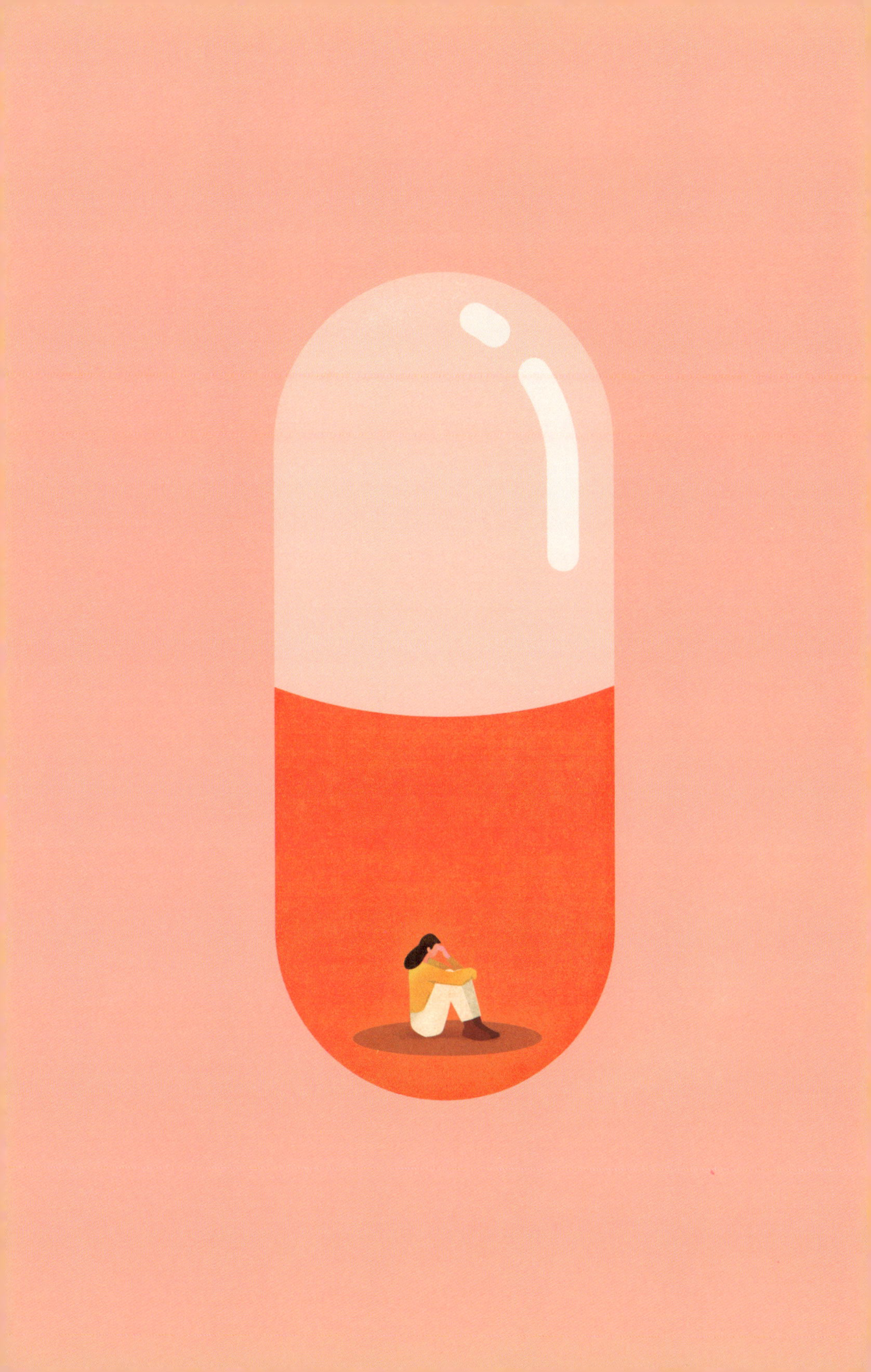

이러한 증상들이 며칠 동안 지속되면 의료진과 상의 후 다른 약물로 바꿀 필요가 있다.

스스로 할 수 있는 통증 조절 방법

① **상상 요법:** 행복하게 만들었던 장소와 시간을 생각한다.

② **기분 전환:** TV를 보거나 음악을 듣고, 산책하며, 친구와 가족들을 만나 즐겁게 시간을 보낸다.

③ **마사지, 지압:** 아픈 부위의 주변을 마사지하거나 가볍게 두드려 본다.

④ **냉찜질, 온찜질:** 아픈 부위에 얼음주머니 또는 따뜻한 물주머니를 대거나 따뜻한 물로 목욕을 하면 통증을 완화시킬 수 있다. 냉온찜질은 한 부위에 15분 이상은 하지 않으며, 감각이 무딘 곳은 반복적으로 찜질을 하지 않는다(화상이나 동상의 위험이 있다. 특히 당뇨 환자는 주의를 요한다).

⑤ **심호흡과 이완 요법**

- 숨을 천천히 깊게 들이마신다.
- 숨을 천천히 내쉬면서 근육을 이완시킨다.
- 편안한 속도로 천천히 숨을 들이마시고 내쉬며 반복한다.
- 천천히 깊게 호흡하면서 끝마친다.

통증 일기장 작성

자신이 느끼는 통증 정도와 통증 조절 방법을 통증 일기장에 기록해 보자.

'0'은 통증이 없는 것이고, '10'은 참을 수 없는 심한 통증을 가리킨다. 의료진에게 통증 정도를 이야기하면 진통제 선택에 매우 중요한 정보가 될 수 있다.

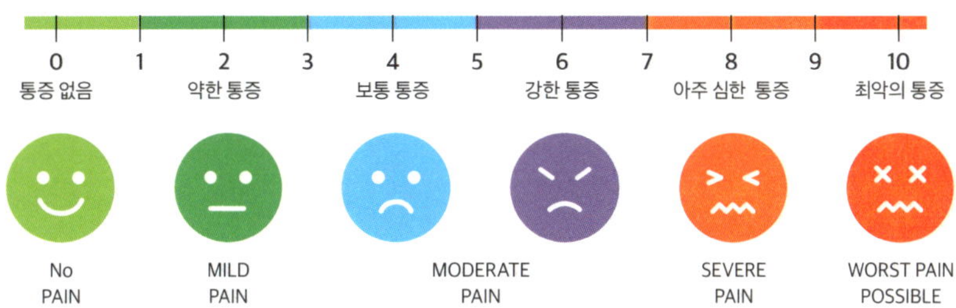

[그림 9-1] 통증 단계

통증 일기장 작성 예

날짜 시간	부위	통증 점수 느낌	약 이름 복용량	다른 통증 완화 방법	약 부작용
10월 2일 11:00	허리	5 둔함	옥시콘틴 20mg 1알	온찜질	없음
10월 3일 15:00	오른쪽 윗배	9 쑤심	아이알코돈 1알	마사지	졸림

통증 조절을 위해 기억할 것!

- 통증을 참지 않는다.
- 의료진에게 통증에 대해 자세히 이야기한다.
- 암으로 인한 통증은 대부분 먹는 약으로 조절할 수 있다.
- 진통제로 인한 중독은 거의 발생하지 않는다.
- 정해진 시간에 규칙적으로 복용한다.
- 약 이외에, 가족을 비롯해 여러 사람의 도움으로 통증을 조절하는 방법도 있다.

통증을 잘 조절하려면 이렇게!

- 약은 시간 맞춰 규칙적으로 복용한다.
- 통증이 없다고 진통제 복용을 중단하지 않는다.

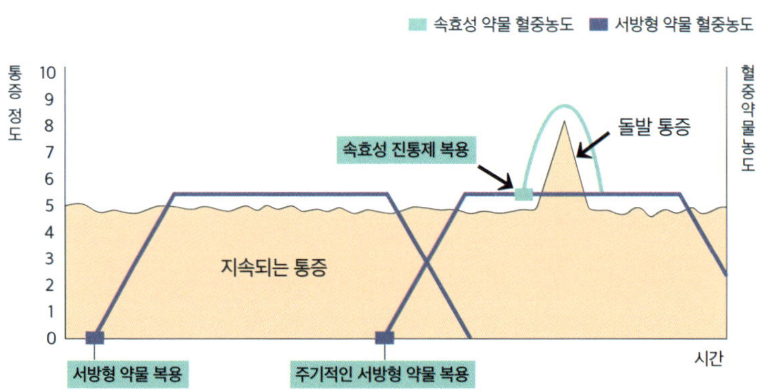

[그림 9-2] 통증 정도에 따른 서방형과 속효성 약물의 사용

- 복용 계획은 환자 상태에 따라 변경할 수 있다.
- 다른 사람의 진통제를 사용하지 않는다.
- 갑작스러운 통증이 발생하거나 통증이 심해지면 속효성 진통제를 처방받아 투여한다. 통증이 심해지기 전에 참지 말고 미리 복용한다.

통증이 잘 조절되지 않는 경우에는 완화의료센터 진료를 권유한다. 통증에 대한 다학제적인 접근을 통해 적극적으로 통증을 조절함으로써 환자의 삶의 질을 향상시킬 수 있다.

10

집단지성의 결정체, 다학제 치료

황호경 연세암병원 췌장담도암센터 교수(간담췌외과)

암 치료는 오랜 동안 개별 전문과에서 주도적으로 이루어져 왔다. 예를 들어, 수술은 외과에서, 항암제 치료는 종양내과나 소화기내과에서, 방사선 치료는 방사선종양학과에서 각각 담당하는 식이다.

다학제 진료란 무엇인가

하지만 췌장암과 담도암 같은 고난도 암은 단일 과의 진료만으로는 환자에게 최선의 결과를 보장하기 어렵다. 종양의 위치와 크기, 주변 장기 침범 여부, 환자의 전신 상태, 동반 질환, 그리고 환자와 가족의 선호까지 고려해야 하기 때문에 치료 전략은 훨씬 더 복잡하고 정교할 수밖에 없다.

이처럼 복합적이고 다차원적인 문제를 해결하기 위해 등장한 개념이 바로 다학제 진료(Multidisciplinary Team, MDT)이다. 다학제 진료란 여러 진료과의 전문 의사들이 한자리에 모여 환자에 대한 모든 정보를 공유하고, 최선의 치료 방향을 함께 결정하는 진료 방식을 의미한다. 즉, 개별 의사의 '단일한 시각'이 아니라, 여러 전문가의 지식과 경험이 모인 '집단지성의 결정체'가 환자의 치료를 이끌어 가는 것이다.

췌담도암에서 다학제 진료가 중요한 이유

췌장암과 담도암은 다른 암종과 달리 특별히 다학제 진료가 필수적인 영역이다.

해부학적 복잡성

췌장은 위, 담도, 담낭, 십이지장, 간, 주요 혈관 등 중요한 장기와 밀접하게 붙어 있어 수술의 난이도가 매우 높다. 수술이 가능한지 여부를 판단하기 위해서는 고해상도의 CT, MRI 판독과 외과적 경험이 동시에 필요하다.

진단과 치료의 불확실성

환자마다 종양의 진행 정도가 다르고, 영상과 조직 검사 결과가 일치하지 않는 경우도 많다. 또한 동일한 병기라도 환자의 체력, 영양 상태, 나이 등에 따라 치료 방침이 달라질 수 있다. 이런 불확실성을 줄이기 위해 여러 진료과가 함께 논의해야 한다.

치료 전략의 다양성

췌장암은 수술적 절제가 유일한 근치적 치료법이지만, 수술만으로는 충분하지 않다. 항암 치료와 방사선 치료가 함께 고려되어야 하고, 수술 전후 어떤 시점에서 치료를 병행할지도 중요한 결정 사항이다. 이처럼 다양한 치료 방법을 조율하려면 다학제 논의가 필수적이다.

환자와 가족의 참여

다학제 진료에서는 여러 의료진이 한자리에서 환자와 보호자에게 직접 설명을 한다. 이 과정에서 환자는 서로 다른 과의 의사들이 같은 방향을 제시하는 것을 확인할 수 있고, 치료에 대한 신뢰와 이해도가 크게 높아진다. 치료 과정에 환자가 주체적으로 참여할 수 있게 된다는 점도 큰 장점이다.

췌장암 환자의 다학제 진료

환자 이야기

"저는 62세 여성 환자입니다. 건강검진에서 우연히 발견된 췌장암 진단을 받고 큰 충격을 받았습니다. 처음엔 수술이 가능하다고도, 불가

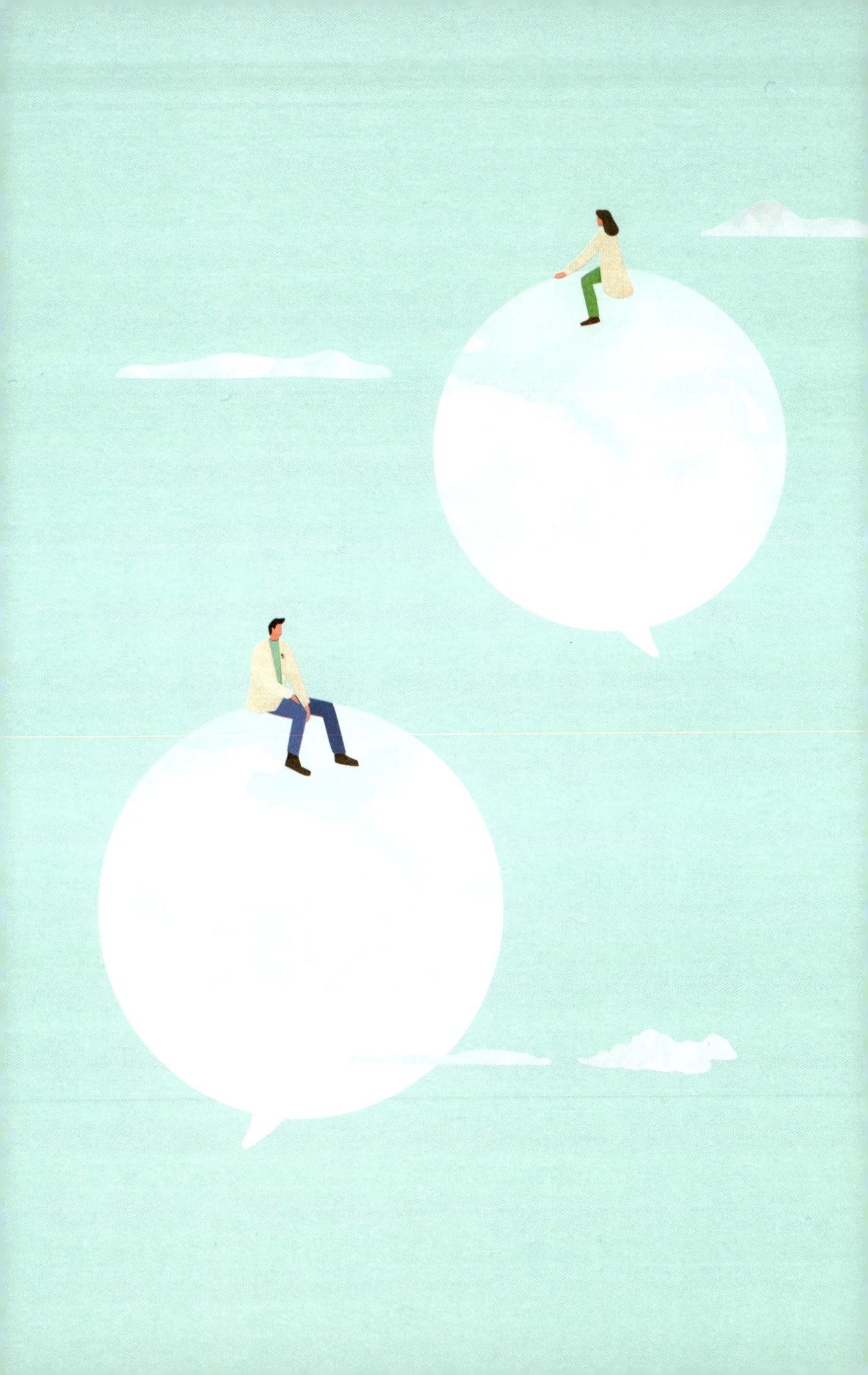

능하다고도 들었는데, 누구 말을 따라야 할지 혼란스러웠습니다. 그런데 연세암병원 췌장담도암센터에서 다학제 진료를 받으면서 제 걱정은 많이 줄었습니다. 영상의학과 교수님이 제 CT를 직접 보여 주시면서 설명해 주셨고, 외과 교수님은 수술 가능성을 이야기해 주셨습니다. 종양내과 교수님은 항암 치료의 필요성을 알려 주셨습니다. 결국 여러 교수님이 함께 제 상태에 맞는 최적의 치료 방침을 제시해 주셨고, 지는 마음을 정할 수 있었습니다."

이 환자는 다학제 진료를 통해 수술 전 항암 치료 후 수술을 받았고, 현재 안정적으로 치료 과정을 이어가고 있다. 이처럼 다학제 진료는 환자가 치료 여정에서 불확실성을 줄이고, 올바른 결정을 내릴 수 있도록 돕는다.

의사 이야기

간담췌외과 교수

"췌장암 수술은 성공 여부가 환자 생존에 직결됩니다. 수술이 가능하다고 성급히 판단하기보다는, 영상의학과와 종양내과와 협의해 환자에게 가장 안전한 길을 찾는 것이 중요합니다."

영상의학과 교수

"영상 검사는 환자 상태를 가장 객관적으로 보여 주는 도구입니다. 다학제에서는 영상을 함께 보며 논의하기 때문에, 다른 과의 교수님들도 판단을 더 명확히 할 수 있습니다."

소화기내과, 종양내과 교수

"어떤 환자는 항암 치료를 먼저 받는 것이 수술 성적을 높이는 길일 수 있습니다. 다학제 진료는 환자에게 이런 맞춤형 전략을 제시할 수 있도록 도와줍니다."

이처럼 각 과의 전문성이 모일 때, 환자는 자신에게 최적화된 치료 계획을 받을 수 있다.

연세암병원 췌장담도암센터의 다학제 진료 운영

연세암병원 췌장담도암센터는 위와 같은 필요성에 따라 체계적인 다학제 진료를 운영하고 있다.

진료 시간	매주 월요일, 수요일 오후 12시 30분
참여 진료과	간담췌외과, 소화기내과, 종양내과, 방사선종양학과, 영상의학과
진료 절차	1. 환자와 보호자가 진료실에 함께 참석한다. 2. 영상의학과 교수가 CT, MRI 등 주요 영상 검사를 직접 리뷰한다. 3. 각 진료과 교수들이 환자의 상태를 바탕으로 수술 가능성, 항암·방사선 치료 여부, 보조 요법 등을 검토한다. 4. 여러 의견을 종합하여 최적의 치료 전략을 확정하고, 이를 환자와 보호자에게 설명한다.

이러한 과정은 환자에게는 큰 안도감을 준다. 각 과의 교수들이 서로 다른 의견을 내기보다는, 논의를 통해 '하나의 방향'을 도출하기 때문에 환자와 가족은 치료 계획에 대해 혼란 없이 이해할 수 있고, 치료 과정에 대한 신뢰도도 더욱 높아진다.

제도적 기반과 현재의 과제

우리나라에서는 2014년 보건복지부 고시를 통해 '다학제 통합 진료' 제도가 신설되며 제도적 기반이 마련되었다. 이는 환자가 다학제 진료를 받더라도 비용 부담을 최소화하고, 병원이 안정적으로 시스템을 운영할 수 있도록 하기 위한 장치이다.

연세암병원은 이 제도를 토대로 전산 시스템을 구축해 환자가 더욱 편리하게 다학제 진료를 예약하고, 진료과 간 일정이 조율될 수 있도록 운영하고 있다. 단순히 교수들이 모여 논의하는 것에 그치지 않고, 환자의 검사, 진단, 치료로 이어지는 전 과정이 원활히 연결될 수 있도록 시스템화된 것이 특징이다.

다학제 진료는 환자에게 최선의 치료를 제공하는 핵심적 방법임이 분명하지만, 운영 과정에서 고민해야 할 과제들도 있다.

① 시간 관리 문제

환자마다 논의 시간이 길어질 때는 전체 일정이 지연되기도 한다.

이를 개선하기 위해 사전에 환자 정보를 충분히 검토하고, 꼭 필요한 논의에 집중하는 노력이 필요하다.

② 대상 환자 선별

모든 환자를 다학제 진료로 다루는 것은 현실적으로 어렵다. 수술 여부가 불확실하거나, 치료 전략 결정에 여러 과의 협의가 필수적인 환자를 중심으로 다학제를 운영하는 것이 효과적이다.

③ 신환과 재진 환자의 구분

새로운 환자(신환)의 경우 영상과 검사 결과지를 현장에서 처음 확인하고 논의해야 하므로 더 많은 시간이 소요된다. 따라서 신환 다학제는 재진 환자 다학제와는 다른 운영 체계가 필요하다.

④ 참석 교수 배정 문제

요일별로 영상의학과, 방사선종양학과, 내과, 외과 교수들이 균형 있게 참석할 수 있도록 조율이 필요하다. 이는 환자에게 공평한 진료 기회를 보장하는 중요한 요소이다.

향후 췌장담도암센터는 이러한 과제를 개선해 다학제 진료가 더욱 효율적이고 환자 친화적으로 운영될 수 있도록 발전시켜 갈 계획이다.

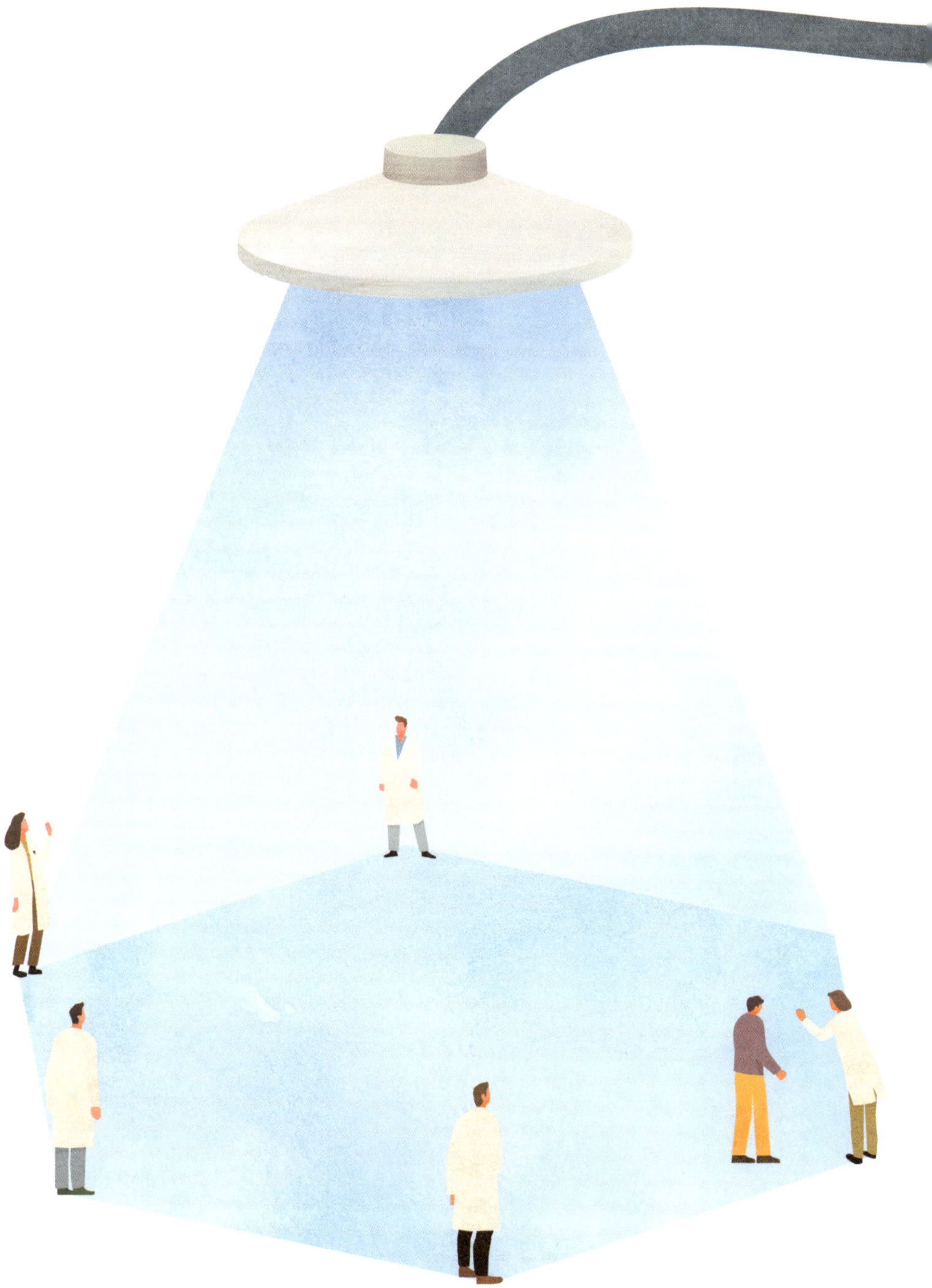

환자를 위한 집단지성으로

췌장암과 담도암은 치료가 쉽지 않고, 환자와 가족에게 큰 두려움을 주는 질환이다. 그렇지만 연세암병원 췌장담도암센터의 다학제 진료는 환자가 혼자 치료의 길을 걸어가지 않도록, 여러 전문과의 의사들이 함께 길잡이가 되어 준다.

다학제 진료는 환자에게 최선의 치료 전략을 제시하고, 의료진에게는 각자의 전문성을 합쳐 더 나은 결정을 내릴 수 있게 해 준다. 이는 단순한 협업을 넘어, 환자 중심의 새로운 치료 문화라고 할 수 있다. 궁극적으로 다학제 진료는 '집단지성의 결정체'로서, 불확실하고 복잡한 암 치료의 여정에서 환자와 의료진 모두에게 가장 든든한 버팀목이 되고 있다.

부록

췌장암 환자를 위한 식생활 가이드

이나래 세브란스병원 영양팀 임상영양사

조인영 세브란스병원 영양팀 임상영양사

암을 치료할 때는 영양 관리가 꼭 필요하다. 좋은 영양이 곧 좋은 체력으로 이어지며, 좋은 체력을 유지해야만 암과의 싸움에서 이겨 낼 수 있고 좋은 치료 결과를 기대할 수 있기 때문이다.

췌장암 환자는 왜 영양 관리가 더 중요할까?

췌장은 우리가 먹은 음식을 잘 소화하고, 몸이 사용할 수 있는 영양분으로 바꾸기 위해 꼭 필요한 기관이다. 췌장은 탄수화물, 단백질, 지방을 분해하는 여러 소화효소를 분비하며, 인슐린(Insulin)과 글루카곤(Glucagon)을 분비하여 혈당을 조절하는 역할도 한다.

이처럼 췌장의 기능은 소화와 밀접하게 관련되어 있어, 췌장암 환자는 소화가 잘되는 음식을 선택하여 충분한 열량과 적절한 영양소를 골고루 섭취해야 한다. 환자에 따라서 지방의 흡수가 어려울 수 있으므로 필요시 과도한 지방 섭취를 제한하는 영양 관리가 필요하다. 무엇보다 식욕 부진으로 인한 섭취량 감소를 극복하여 체력을 회복하는 것이 중요하다.

췌장암의 식사 원칙

소량씩 자주, 꼭꼭 씹어서 천천히 섭취한다

① 두세 번 한꺼번에 많은 양을 먹는 것보다 조금씩 여러 번 나누어 섭취하는 것이 좋다. 세끼 식사와 더불어 간식을 활용하도록 한다.

② 먹고 싶은 마음이 들 때 바로 먹을 수 있게 가까운 곳에 간식을 둔다.

③ 식사 중 과량의 수분(국물, 물 등) 섭취를 피한다.

④ 같은 양이라도 영양 밀도가 높은 음식을 섭취한다.

⑤ 식사 후 바로 눕지 않는다.

소화가 잘되는 식품을 선택하여 부드럽게 조리한다

① 질감이 부드러운 식품을 이용한다.

예) 미음, 죽, 으깬 감자, 밀크셰이크, 달걀찜, 푹 익힌 부드러운 채소, 과일(부드럽고 시지 않은 것) 등.

② 고형 음식의 섭취가 어려우면 음식을 믹서기에 갈거나 잘게 다져서 섭취한다.

지방 흡수와 소화가 어려울 때는 지나친 지방 섭취를 제한한다

① 육류는 살코기 위주로, 닭과 오리는 껍질을 제거하고 조리한다.
② 가공식품, 인스턴트식품(생선 통조림, 햄, 소시지, 라면 등) 섭취에 주의한다.
③ 튀김, 볶음, 전 등의 기름을 사용하는 조리법 대신 찌거나 삶는 조리법을 선택한다.
④ 견과류는 지방 함량이 높으므로 소량만 섭취한다.
⑤ 유제품은 저지방이나 무지방 제품을 이용한다.
⑥ 지방은 소량 섭취 시에도 큰 열량을 낼 수 있는 좋은 열량 공급원이다. 소화 및 흡수에 큰 문제가 없는 경우라면 무조건 제한하지는 않는다.

가스를 발생시키는 음식 섭취에 주의한다

복부 팽만 증상으로 통증이 심할 때는 가스를 발생시키는 음식 섭취에 주의한다.

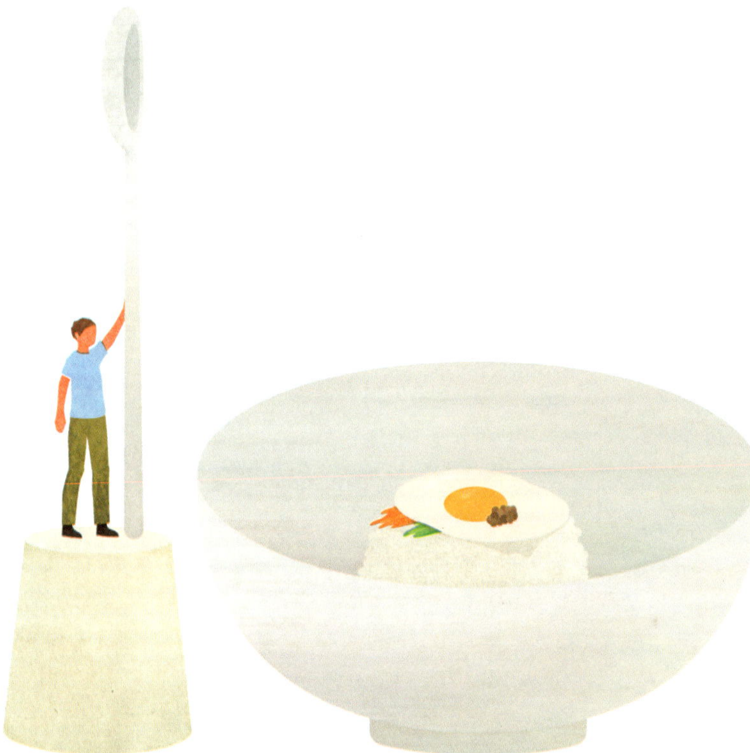

예) 콩류, 채소류(양파, 콜리플라워, 브로콜리 등), 과일 껍질, 유제품 등.

알코올, 카페인, 강한 향신료는 제한한다

알코올, 카페인과 강한 향신료는 췌장 효소와 위산 분비를 증가시켜 통증이나 소화불량을 유발할 수 있으므로 주의한다.

예) 술, 커피, 홍차, 탄산음료, 초콜릿, 겨자, 마라소스 등.

혈당 조절이 어려울 때는 당뇨병 식사요법에 준하는 식사를 한다

췌장 기능이 저하되면 인슐린 분비 감소로 인해 혈당이 쉽게 올라가거나 불안정해질 수 있다. 이때는 당뇨병 식사요법을 통해 혈당을 안정적으로 조절하는 것이 좋다.

당뇨병 식사요법	
	① 하루 세 번 식사 시간을 규칙적으로 지킨다. ② 적정 체중을 유지하기 위해 알맞게 먹고, 과식하지 않는다. ③ 다양한 식품을 골고루 섭취한다. ④ 동물성 지방과 콜레스테롤이 많은 음식을 줄인다. ⑤ 설탕, 꿀 등 단 음식은 제한한다. ⑥ 식이섬유가 풍부한 식품을 섭취한다. ⑦ 음식은 되도록 싱겁게 조리한다. ⑧ 식사는 천천히 한다. ⑨ 간식은 미리 계획한다. ⑩ 술, 담배는 금한다.

수술 후 식사는 어떻게 하나?

가장 중요한 식사 원칙은 잘 먹는 것

췌장은 소화액을 생성하고 분비하는 곳이므로 췌장에 이상이 생기면 음식의 소화가 잘 되지 않아 음식물에서 에너지를 얻기가 어려워진다. 췌장 수술 후 회복 기간에 좋은 영양 상태를 유지해야 질환과 치료에 대처할 수 있는 최상의 기회를 얻을 수 있고, 치료 과정에서 나타나는 부작용을 더 잘 극복할 수 있다. 또한 감염 위험을 감소시키고, 손상된 세포를 빨리 재생시킬 수 있다.

따라서 음식 섭취에 대한 보호자의 적극적인 의지와 협조가 필요하며, 환자는 지속적으로 식사에 적응할 수 있도록 노력해야 한다.

① **골고루**: 균형된 영양 공급을 위해 식품군을 다양하게 골고루 먹는다.

② **알맞게**: 과식은 피하고 적당량 섭취한다. 만약 1회 섭취량이 적다면, 식사 사이에 소량의 간식을 섭취하여 체중 감소를 예방하는 것이 좋다.

③ **천천히**: 부드러운 음식 위주로 천천히 꼭꼭 씹어서 먹는다.

④ **제때**: 밤늦은 식사는 피하고 규칙적으로 먹는다.

⑤ **담백하게**: 지나치게 짠 음식이나 자극성이 강한 음식은 피하되, 기본 반찬류는 환자의 기호도에 맞게 적절히 간을 해서 먹는다.

⑥ **즐겁게:** 즐거운 마음으로 가족들과 함께 먹는 것이 식사의 효용을 높인다.

⑦ **휴식과 적절한 운동:** 식사 후에는 비스듬히 기대어 30분 정도 쉰 다음 가벼운 운동을 한다.

췌장 수술 후에는 인슐린 분비가 원활하지 않아 당뇨병이 생길 수 있다. 이럴 때는 내분비내과 진료를 받고 적절한 치료를 하며, 당뇨병 식사요법이 병행되어야 한다. 당뇨병 식사요법은 임상영양사와 개별 상담하여 본인에게 맞는 맞춤형 식사를 진행하도록 한다.

구체적인 식사 계획

권장하는 식품

① 밥 또는 죽(탄수화물)

밥과 죽은 우리 몸에 활동을 위한 열량을 공급하는 에너지원으로 부족하게 되면 기초 체력 저하, 피곤함, 체중 감소 등이 나타난다. 그러므로 주요 에너지원인 탄수화물이 풍부한 음식을 소량씩 자주 섭취하도록 한다. 수술 후 소화력에 따라 죽 → 쌀밥 → 잡곡밥으로 식사를 이행하며, 설사나 소화장애가 있는 경우 증상이 호전될 때까지는 도정된 곡류(쌀, 찹쌀) 섭취가 권장된다.

* 해당 음식: 밥, 죽, 국수, 빵, 감자 등.

② **국**(수분과 전해질)

수분과 전해질 공급을 담당한다. 자칫 많은 양의 국물 섭취로 염분 섭취가 늘어날 수 있으므로 너무 짜지 않게 조리하는 것이 좋다.

③ **육류, 생선, 달걀, 콩 반찬**(단백질)

단백질은 세포의 구성 단위로 세포의 재생에 중요한 역할을 하며, 부족하면 체력이 감소하고 면역력이 약해진다. 충분한 단백질 공급을 위해 육류, 생선, 콩, 두부, 달걀, 해물 등 중에서 매끼 탁구공 크기 1~2개 정도를 섭취한다.

* 해당 음식: 기름기를 제거한 살코기, 부드럽게 조리한 생선(조기, 갈치, 삼치, 꽁치, 고등어 등), 껍질을 제거한 닭고기, 달걀, 새우살, 콩, 두부, 두유 등.

④ **기름**(지방)

수술 후 지방의 소화, 흡수가 잘 되지 않아 설사나 지방변이 있다면, 과도한 지방 섭취는 피하는 것이 좋다. 단, 지방은 적은 양으로도 큰 열량을 공급하는 에너지원이므로 소화 및 흡수에 문제가 없다면 적절히 사용한다.

* 해당 음식: 참기름, 들기름, 콩기름, 올리브유, 견과류, 버터 등.

⑤ **우유 및 유제품**(칼슘)

적당한 우유 섭취는 칼슘을 공급하여 골다공증을 예방하며, 단백질을 보충하기도 한다. 수술 직후에는 소화가 어려울 수 있으므로 저지방 유제품이나 유당을 제거한 제품 등을 적응도에 따라 선택하여 섭취한다.

* 해당 음식 : 우유, 요구르트, 치즈 등.

⑥ 채소와 과일(비타민, 무기질, 식이섬유)

채소와 과일은 우리 몸에 필요한 비타민과 무기질을 공급하며, 식이섬유는 대변량을 늘려 배변을 돕는다. 수술 직후에는 너무 질긴 것보다 부드러운 채소나 과일로 섭취하는 것이 좋으며, 소화력을 고려하여 섭취량을 점차 늘리는 것이 좋다.

* 해당 음식: 잎채소, 버섯, 오이, 무, 피망, 양상추, 상추, 수박, 사과, 귤, 딸기, 포도 등.

⑦ 물

물은 우리 몸의 혈액과 신체 각 조직을 구성하면서 영양소와 노폐물을 운반하고 체온을 유지해 주는 등 인간의 생명 유지에 필수적인 요소이다. 수분 섭취가 부족하거나 구토, 설사를 하거나 고열이나 과도한 땀이 계속되면 탈수가 될 수 있다. 일반적으로 성인에 필요한 물은 하루에 6~8컵 정도이다.

주의할 식품

① 너무 질기거나 끈적이고 딱딱한 음식

수술의 종류에 따라 차이가 있지만 너무 질기고, 끈적이고, 딱딱한 음식은 수술 직후 장폐색의 원인이 될 수 있으므로 주의한다.

* 해당 음식: 찰떡, 곶감, 연시 등.

② 맵고 자극적인 음식

지나치게 맵고 자극적인 음식은 소화기관을 자극할 수 있다. 특히 췌장암 수술 후 점막에 염증이나 궤양이 생길 수 있으므로 섭취를 자제해야 한다.

* 해당 음식: 김치, 탕류, 찌개류, 매운 조림 등.

③ 짠 음식

염분의 지나친 섭취는 체내 수분 보유를 증가시켜 부종을 유발할 수 있으며 혈압을 올리기도 한다. 그러므로 간은 적절히 하고, 염분이 많은 식품의 과도한 섭취는 주의한다.

* 해당 음식: 소금, 장류(고추장, 된장, 간장), 염장식품(김치, 젓갈, 장아찌) 등.

④ 탄 음식이나 훈제 음식

음식을 구울 때는 될 수 있으면 직접 음식이 불에 닿는 것은 피하고 환기가 잘되는 곳에서 조리한다. 또 누룽지나 군밤같이 탄수화물이 주성분인 음식들도 검게 탄 부분은 건강에 좋지 않으므로 섭취를 피한다.

* 해당 음식: 훈제로 익힌 햄, 소시지, 오징어, 닭고기 등의 인스턴트음식.

금해야 할 것

① 위생 상태가 검증되지 않은 음식

수술 이후에는 면역력이 저하될 수 있으므로 음식으로 인한 감염을 예방하는 것이 중요하다. 익히지 않은 음식이나 위생 상태가 확인되지 않은 음식은 섭취를 제한한다.

* 해당 음식: 생선회, 육회, 익히지 않은 민물고기, 조개류, 날달걀, 길거리 음식 등.

② 대체 면역 요법과 민간요법

상황버섯, 영지버섯, 홍삼 엑기스, 느릅나무즙, 미나리즙, 헛개나무즙, 인삼, 산삼, 각종 한약재를 첨가한 보약, 성분을 알 수 없고 근거가 없는 건강식품, 치료 효과가 증명되지 않은 민간요법 등을 잘못 사용할 경우 오히려 병세를 악화시킬 수 있다. 때로는 예정된 치료를 받을 수 없는 상황을 만들기도 한다. 위와 같은 약 또는 식품을 먹기 전에는 반드시 주치의와 상의해야 한다.

③ 술과 담배

술은 간에 무리를 주고 췌장염의 원인이 되며, 제한적인 근거이지만 과도한 음주가 췌장암의 발병 위험을 높이는 것으로 보고되었다. 담배는 상처 치유를 지연시킨다. 따라서 금주, 금연을 반드시 권장한다.

항암 치료 기간의 영양 관리는 어떻게 하나?

항암 치료는 대부분 오랜 기간 진행되기 때문에 환자의 부담감도 클 뿐만 아니라 주변에서 들은 부작용에 대한 두려움으로 미리 공포심이 생기기도 한다. 하지만 대부분의 부작용은 사용하는 약제에 따라 다양하게 나타나고, 동일한 약제를 사용하더라도 약에 대한 개개인의 반응에 따라 증상이 다르다. 최근에는 항암 치료의 고통을 줄이는 약제가 많이 개발되어, 이러한 약제를 적절히 같이 투여하면 고통을 현저히 감소시킬 수 있다. 그러니 미리 상상하거나 다른 환자의 이야기를 듣고 두려워하면서 피하기보다는, 적극적으로 체력과 신체기능을 최상으로 만들어 좋은 영양 상태 아래 효과적으로 치료에 임하는 것이 좋다.

올바른 섭취로 좋은 영양 상태를 지속할 때 체력을 유지하고, 신체 조직 손상을 예방하며, 손상된 정상 세포들을 빠르게 재생시키고, 면역력을 증강시켜 감염에 대한 저항력을 키울 수 있다. 실제로 많은 환자가 영양 상태가 좋을 때 치료 과정에서 발생할 수 있는 부작용이 훨씬 덜하고, 힘든 치료 과정도 잘 견디고 있다.

항암 치료 기간의 식사 원칙

- 체력 유지와 체중 감소가 나타나지 않도록 식사량을 충분히 유지해야 한다. 식사량이 부족할 경우 적절한 간식을 활용하여

열량 섭취를 충분하게 유지한다.

- 파괴된 조직의 재생 및 빠른 회복을 위해 양질의 단백질(육류, 생선, 두부, 달걀, 콩류 등)을 충분히 섭취한다. 이는 항암 치료 시 더욱 필수적으로 꼭 챙겨 섭취해야 하는 중요한 영양소이다.
- 단백질 섭취와 더불어 비타민과 무기질의 공급을 위해 신선한 채소와 과일을 함께 섭취한다.
- 편식하지 말고 균형 잡힌 식사가 되도록 한다.
- 소량씩 자주 식사한다.

항암 치료 시 발생할 수 있는 증상별 식사법

메스꺼움이나 구토 증상이 나타날 때

① 적은 양을 천천히 자주 먹는다.

② 음료는 식사와 식사 사이에 조금씩 나누어 마신다.

③ 뜨거운 음식보다는 찬 음료나 상온으로 식힌 음식을 먹는다.

④ 식사 후 너무 급격히 움직이지 말고 약 30분~1시간 정도 휴식을 취한다.

⑤ 구토 증세가 조절되기 전에는 음식을 먹지 않도록 하며, 가라앉으면 소량의 맑은 유동식(미음, 주스, 맑은 고깃국 등)부터 시작하여 점차 식사를 진행한다. 이때 냄새가 적은 마른 음식(토스트, 크래커 등)이 도움이 될 수 있다.

⑥ 기름기가 많거나 튀긴 음식, 아주 단 음식(사탕, 쿠키, 케이크 등), 양

념이 많이 들어간 음식, 냄새가 많이 나는 음식 등은 피하는 것이 도움이 된다.

⑦ 머리를 약간 높인 상태에서 쉬고, 입안을 찬물이나 구강세정제로 헹군다.

⑧ 항암약물 치료 도중에 증세가 생겼다면 치료 1~2시간 전에 식사를 마친다.

입맛의 변화가 느껴질 때

① 붉은색 육류에 대해서 입맛의 변화(쓴맛 또는 금속성의 맛 등)를 더 민감하게 느낄 수 있다. 이러한 경우 조리 방법을 바꾸어 보거나, 닭고기, 흰살생선, 두부, 콩, 달걀, 우유, 두유 등 대체 식품을 적극적으로 활용한다.

② 입맛을 돋우기 위해서 차 또는 오렌지, 레몬, 식초 등과 같은 새콤한 음식을 사용하여 맛을 좋게 한다(단, 입안이나 목에 상처가 없어야 한다).

③ 금속류의 식기보다는 유리 식기, 플라스틱 식기, 나무젓가락 등을 사용하는 것이 좋다.

④ 너무 뜨겁거나 차갑지 않게 음식을 섭취한다.

⑤ 식욕을 돋우기 위해 다양한 드레싱을 이용한 샐러드를 먹어본다.

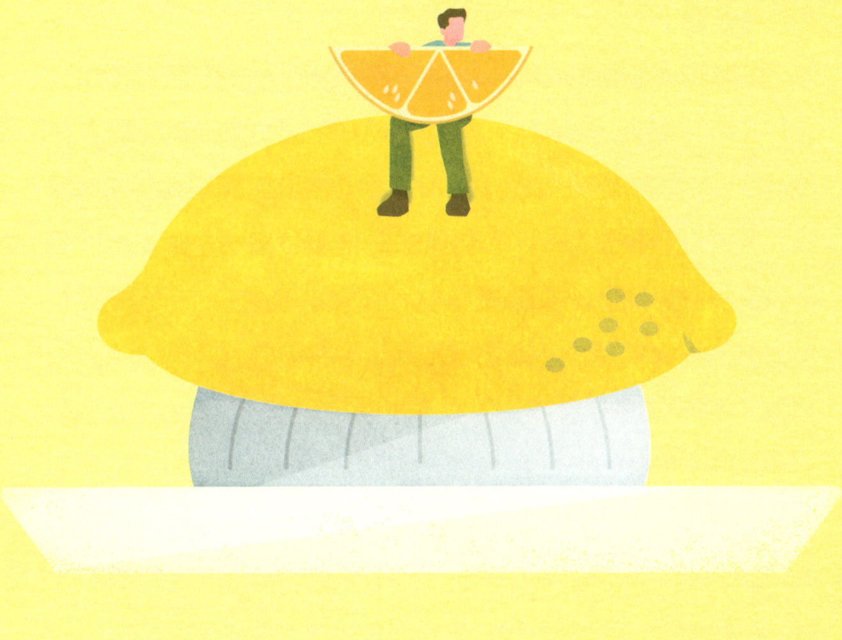

입안이 헐고 쓰리고 아플 때

① 씹고 삼키기 쉬운 부드러운 음식인 밀크셰이크, 으깬 감자, 으깬 채소, 간 죽, 국수 등을 시도해 본다.
② 부드럽지 않은 음식은 부드러워질 때까지 푹 조리한다.
③ 믹서를 이용하여 음식을 갈아서 먹는다.
④ 맑은 고깃국, 소스, 미음 등과 섞어서 촉촉하게 한다.
⑤ 과일은 신맛이 적고 부드러운 수박, 황도, 배, 바나나 등을 이용한다.
⑥ 질감이 부드러운 요구르트, 치즈, 달걀찜, 연두부 등을 간식으로 먹는다.
⑦ 너무 뜨거운 음식, 입안을 자극하거나 거칠고 딱딱한 음식(감귤류, 생채소, 견과류, 튀김 등)은 피한다.
⑧ 음식 찌꺼기와 박테리아를 제거하기 위해 입안을 자주 헹군다.

자꾸 설사가 날 때

① 충분한 수분을 섭취한다.
② 식사를 소량씩 자주 섭취한다.
③ 상온의 미음을 섭취하며, 너무 차거나 뜨거운 음식은 피한다.
④ 카페인이 든 커피, 홍차, 탄산음료, 초콜릿 등은 피한다.
⑤ 설사할 때 손실되기 쉬운 무기질을 보충하기 위해 맑은 고깃국, 바나나, 과일 주스, 삶거나 으깬 감자 등을 이용한다.

면역 기능 저하 시

① 위생적인 식품 관리가 중요하다.

② 음식을 만지거나 요리할 때 손을 깨끗이 씻는다.

③ 식품의 소비 기한 또는 유통 기한을 꼭 확인한다.

④ 냉동된 고기는 냉장고에서 녹이고, 해동 후에는 즉시 요리한다.

⑤ 날 음식(육회, 생선회, 조개류, 날달걀 등)은 피하고 음식은 안전하게 익혀서 먹는다.

⑥ 멸균 처리하지 않은 우유는 마시지 않는다.

식욕 부진에 대처하기

1. 천천히 꼭꼭 씹어서 소량씩 자주 섭취한다.
2. 손쉽게 꺼낼 수 있는 곳에 음식을 두고, 식사 시간에 얽매이지 말고 먹고 싶을 때 먹도록 한다.
3. 식사 중에 물을 많이 먹으면 포만감이 느껴지므로 제한한다.
4. 조리 시 설탕, 후추, 식초, 고춧가루 등 여러 가지 양념이나 과즙, 드레싱의 소스를 이용하여 입맛을 자극한다.
5. 식사 전후 입안을 청결하게 한다.
6. 식전 가벼운 산책이나 운동을 한다.
7. 식사 섭취가 힘들 경우 영양 보충 음료를 섭취한다(엔커버, 하모닐란, 뉴케어, 그린비아 등).
8. 주치의의 처방에 따라 식욕촉진제를 복용할 수 있으며, 의사와 상의하여 정맥 영양을 공급받을 수 있다.

영양 보충 제품

일반 환자용				
제품명	용량	형태	열량	제조사
뉴케어 (구수한맛/딸기맛/커피맛/검은깨맛)	200mL/팩	액상	200kcal	대상
그린비아 마일드케어 (구수한맛/검은참깨/단호박)	200mL/팩	〃	200kcal	정식품
메디웰(구수한맛)	200mL/팩	〃	200kcal	매일유업
메디푸드 미니웰	150mL/팩	〃	200kcal	한국메디칼푸드
엔커버	200mL/팩	〃	200kcal	중외제약
하모닐란	200mL/팩	〃	200kcal	영진약품
무스웰 고단백	100g/개	푸딩	85kcal	한국메디칼푸드
무스웰 밸런스	100g/개	〃	130kcal	한국메디칼푸드
메디푸드 스탠다드	49g/포	분말	200kcal	한국메디칼푸드
실버웰(검은깨맛)	35g/포	〃	150kcal	한국메디칼푸드
당뇨병 환자용				
제품명	용량	형태	열량	제조사
뉴케어 당뇨식	200mL/팩	액상	200kcal	대상
그린비아 디엠	200mL/팩	〃	200kcal	정식품
메디웰 당뇨식	200mL/팩	〃	200kcal	매일유업
메디푸드 당뇨식 글루트롤	200mL/캔	〃	200kcal	한국메디칼푸드

메디푸드 당뇨식 글루트롤 1.5	200mL/캔	〃	300kcal	한국메디칼푸드
메디푸드 당뇨식 글루트롤	47g/포	분말	200kcal	한국메디칼푸드
특정 영양소 보충용				
제품명	형태	참고사항	열량	구입처
하이칼	분말	탄수화물보충제	40kcal/10g	한국메디칼푸드
프로맥스	〃	단백질보충제	35kcal/11g	한국메디칼푸드
뉴케어 프로틴퍼펙트	〃	〃	40kcal/11g	대상
MCT 오일	액상	지방보충제	85.5kcal/10mL	한국메디칼푸드
듀오칼	분말	탄수화물+지방 보충제	46kcal/10g	한독
멀티칼	〃	〃	50kcal/10g	한국메디칼푸드

자주 하는 질문

Q. 육류가 암세포를 자라게 한다고 해서 고기를 피해야 한다는데, 사실인가?

A. 그렇지 않다. 단백질은 우리 신체의 중요한 구성 요소이기 때문에 꾸준하게 섭취해야 한다. 오히려 항암 치료 시 면역력 증가와 빈혈 증세 완화를 위해서는 소고기, 돼지고기 등 철분과 단백질을 동시에 함유한 육류를 먹는 것이 도움이 된다. 단, 육류가 싫다면 생선이나 달걀, 두부, 콩 등의 식품을 섭취해도 된다. 매일 매끼 조금씩이라

도 살코기, 생선 등의 단백질 식품을 꾸준히 섭취하도록 한다.

Q. 채소는 반드시 유기농으로 먹어야 하나?

A. 꼭 그렇지만은 않다. 유기농이라고 해서 채소 자체의 암 예방 효과가 증가하는 것은 아니다. 물론 농약 성분이 적을 수는 있으나, 일반 채소에 비해 경제적 부담도 늘어나게 된다. 위생적인 세척 과정과 조리 과정을 준수하는 것으로도 충분히 안전하게 섭취할 수 있으며, 되도록 제철의 신선하고 다양한 종류의 채소 섭취에 집중하는 것이 더욱 바람직하다.

Q. 채소를 녹즙으로 먹으면 항암 효과가 있나?

A. 녹즙을 만들 때 일부 영양소가 파괴되므로 치아가 부실하지 않다면 녹즙보다는 신선한 채소 형태로 섭취하는 것이 좋다.

Q. 항암 치료 기간 중 민간요법이나 건강보조식품을 병행하면 더 효과가 더 있지 않은가?

A. 암 치료 과정에서 여러 가지 종류의 약을 복용하는데, 여기에 정체 모를 약까지 더하면 주요 대사기관인 간이나 신장에 더 많은 부담을 줄 수 있다. 따라서 치료 기간에는 근거가 부족한 민간요법이나 건강보조식품은 피하고 균형 잡힌 일상 식사를 하는 것이 가장 좋다.

Q. 입맛이 없는데 식사 대신 영양제를 맞으면 되지 않을까?

A. 치료 부작용이 너무 심해서 식사를 할 수 없거나 금식을 오래 하는 경우를 제외하면, 영양제는 큰 도움이 되지 못한다. 그뿐만 아니라 이런 영양제를 맞게 되면 점점 식욕을 잃는 악순환이 반복될 수 있으므로, 치료 기간에는 음식도 약이라 생각하고 조금이라도 꾸준하게 먹는 것이 훨씬 이롭다.

Q. 암 환자에게 좋은 음식이 따로 있나?

A. 암 환자에게 특별히 좋은 음식은 없다. 균형 잡힌 식사가 좋은 음식이다. 그런데 암을 고치는 음식은 없어도, 암 환자에게 나쁜 음식은 있다. 특히 항암 치료를 하는 도중 간에 부담을 주는 음식이나 약은 피해야 한다.

Q. 입맛이 없어 계속 죽으로만 먹는데, 그래도 괜찮은가?

A. 죽은 밥보다 수분이 많고 영양소 함량이 적어, 섭취한 양에 비해 충분한 영양 보충을 기대하기 힘들다. 보통 죽보다 밥을 다른 반찬과 함께 먹는 것을 권장하지만, 치아 상태가 좋지 않거나 입안 염증 등의 문제로 씹기 어려울 때는 부드러운 죽이 도움이 될 수 있다. 이때는 쌀로만 흰죽을 끓이기보다는 다양한 식품을 넣어 영양죽을 만들어 부족한 영양을 보충한다.

Q. 항암 치료 중에는 무조건 익혀 먹어야 하나?

A. 지나치게 엄격한 식사 제한이 오히려 섭취량을 감소시켜 체력

을 떨어뜨릴 수 있으므로 진료 중 면역 기능 저하와 관련된 특별한 문제가 없다면 생과일, 생채소도 섭취할 수 있다. 육회나 생선회, 날조개류 등은 일반인에게도 식중독을 일으킬 수 있으므로 피하는 것이 좋다. 단, 항암 치료 도중 면역 기능이 약해진 경우에는 모든 음식을 완전히 익혀서 조리 후 바로 먹도록 한다.

Q. 밀가루 음식은 절대 먹으면 안 되나?

A. 일반적으로 밀가루 음식을 꼭 피해야 할 이유는 없다. 항암 치료 중에 간혹 밥 먹기가 싫거나 밥 냄새가 싫을 때는 좋아하는 빵이나 국수 등을 먹는 것이 오히려 에너지 보충에 도움이 될 수 있다. 단, 빵이나 국수를 섭취할 때도 밥 먹을 때와 같이 반찬은 골고루 섭취하는 것이 필요하다.

Q. 과일은 암 예방 효과가 있는 항산화 비타민 및 식물생리활성물질이 풍부해서 좋다는데, 많이 먹을수록 좋은가?

A. 과일에는 암 발생을 억제하는 성분 이외에 포도당, 과당 같은 단순당도 존재하므로 적당히 섭취한다. 또한 단백질 함량도 낮아 항암 치료 시 과일 위주로만 간식을 대체하는 것은 바람직하지 않다. 간식으로 하루 2번 정도 적당량(예: 1회당 사과 1/2개, 딸기 7개, 귤 1개 정도)의 과일을 섭취하는 것이 좋다. 하지만 당뇨병 환자는 혈당 조절의 어려움을 유발할 수 있으므로 적절한 섭취에 대해 주치의 또는 임상영양사와 상의한다.

Q. 우유는 암에 좋지 않은가?

A. 우유는 항암 치료 시에 필요한 다양한 영양소를 골고루 가지고 있으므로 좋은 간식이 될 수 있다. 하루 1~2잔씩 간식으로 섭취하되 소화가 되지 않을 때는 두유나 요구르트 등으로 바꾸어 섭취하는 것도 좋다. 지방 소화가 어려운 경우 저지방 또는 무지방 우유를 섭취한다.

Q. 변비가 심할 때는 어떻게 해야 하나?

A. 수분(물, 차, 주스 등)을 충분히 섭취하고, 도정이 덜 된 곡류, 과일, 채소 등 식이섬유가 많은 식품을 충분히 섭취한다. 매일 조금씩 운동하는 것이 도움이 되며, 누워만 있는 경우라도 배를 따뜻하게 하고 부드럽게 문질러 주면 장운동에 도움이 된다.

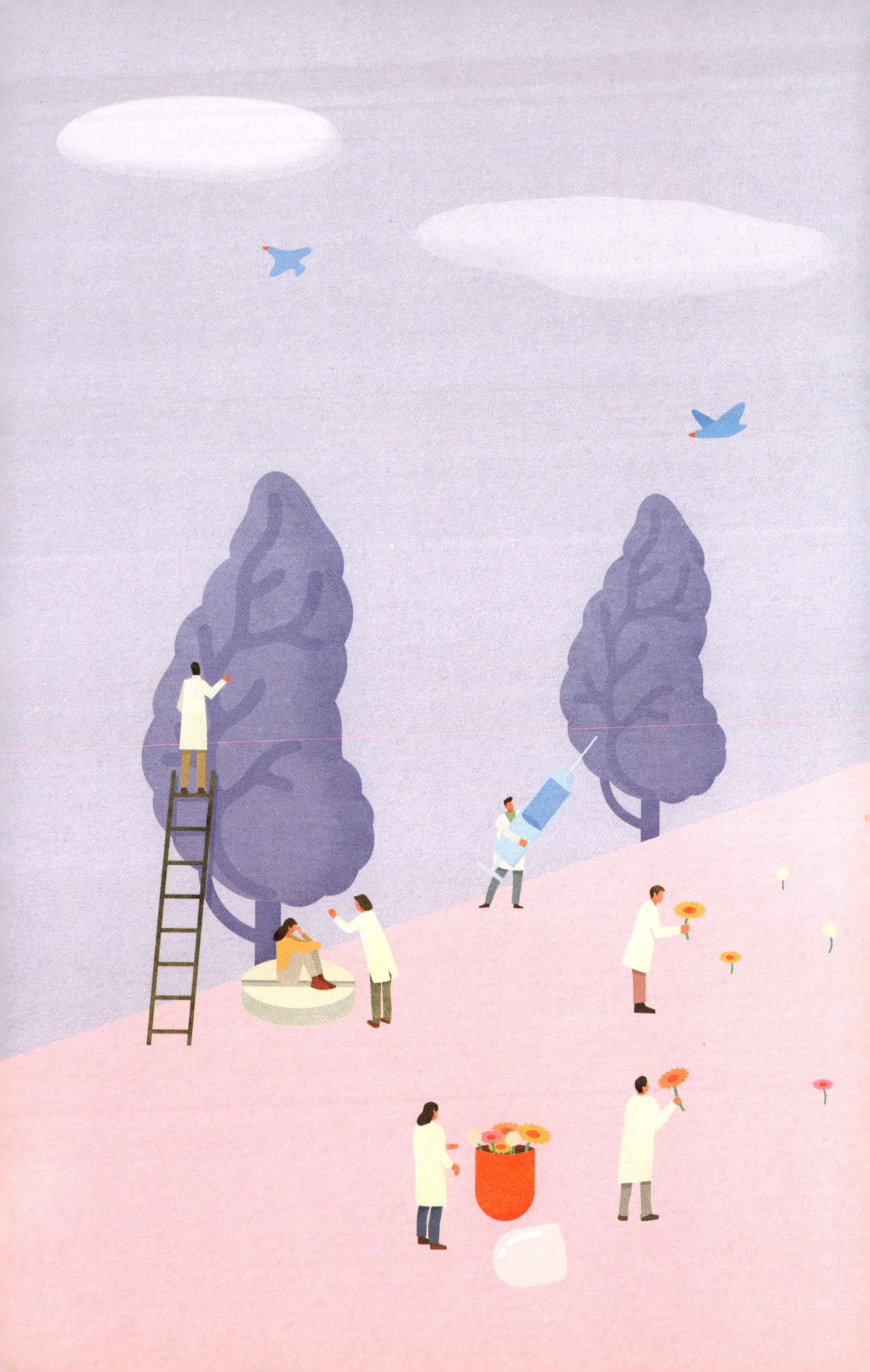

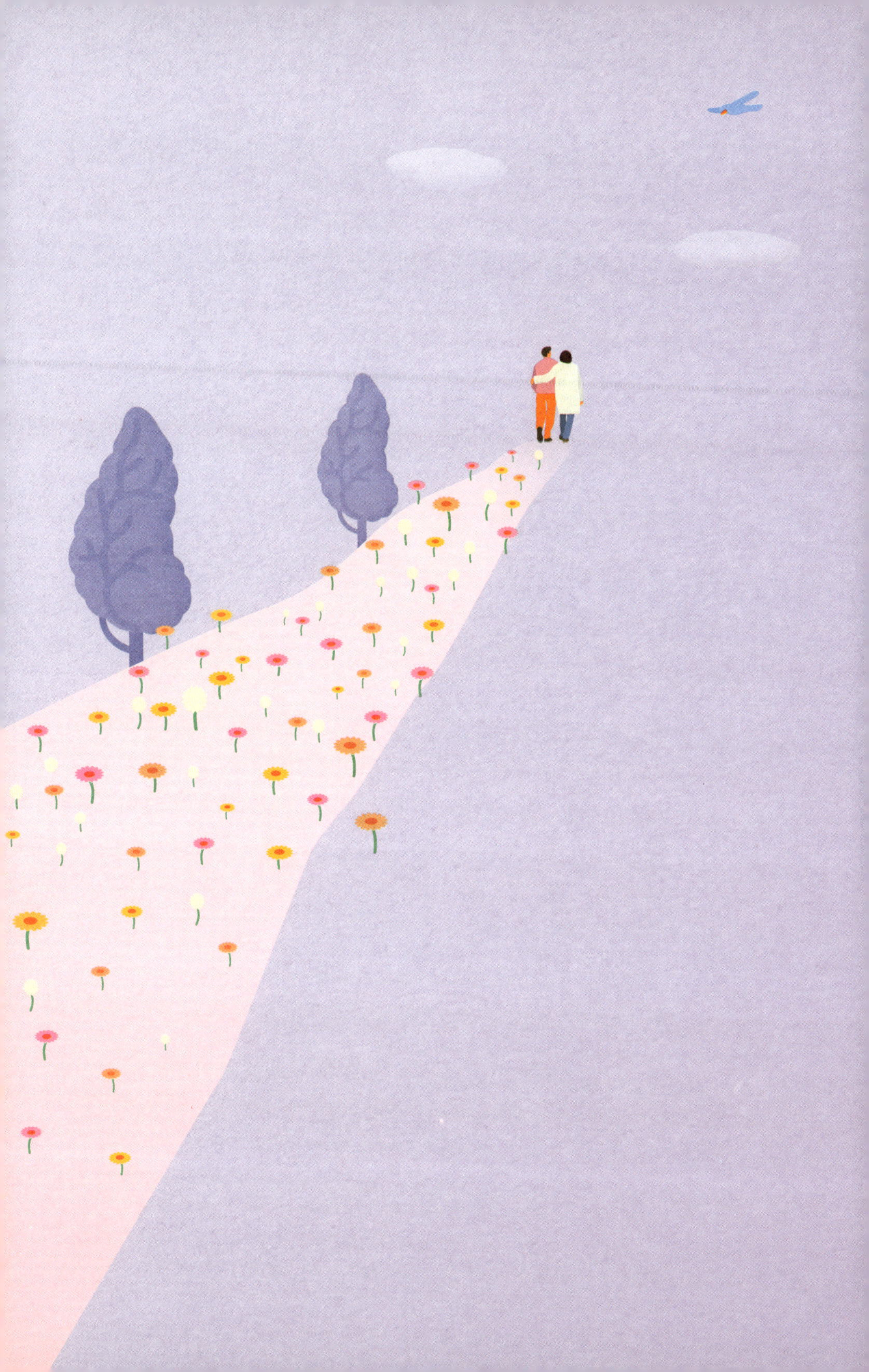